JN070509

令和版

長寿の食卓

ハリウッドビューティグループ編

美容と健康の
パイオニアが残した
珠玉のメッセージ

令和版発刊によせて

今日はあらためて母メイ・ウシヤマの『もっと長寿の食卓』を読んでいますが、素晴らしい本だな。と心から感動しております。こんなによいアイデアをたくさん持ち、その一つ一つが体を丈夫にするメニューです。しかもユニークでかんたんにできて、見た目もよく、おいしくいただけるものばかりです。そして体験から出てきた健康に長生きできる生活の具体的なアイデアの数々。メイ先生（仕事では、母のことをこう呼んでいました）の生き方が鮮やかに蘇り、今ここに母がいるように感じます。

九十六年の生涯を通して得た、貴重な体験と知識にあふれていて、この年になると、本物の素晴らしい人生を歩んだ母を実感します。あらためて、母を尊敬する気持ちでいっぱいになりました。私は今年で七十八歳になりますが、若い時とはちがって、母のメッセージをひしひしと感じます。全てが今の私が必要としている内容で、この内容を実践した人は皆、健康で長生きされると確信できます。

思い返すと私が十六歳までは、若い時をアメリカで過ごした父の影響から肉と脂肪、バターがとても多いアメリカンスタイルの食生活をしていました。その結果、家族中の体調が悪くなったのです。

しかし運のよいことに、日本の自然食研究の第一人者である栗山毅一先生とご子息の栗山昭男先生と出会い、徹底的に日本の気候風土に合った食生活を学びました。そしてそれまでの食生活をやめ、自然食に切りかえた七年目には全身の細胞が入れ替わって家族全員が健康になり、肌や髪も美しくなったという体験から、母の美容食の研究がはじまりました。

そのような体験をふまえたアイデア料理なので、どれも健康食であり美容食です。私も母と共に研究をはじめて、今年でちょうど六十二年目になります。

そして母の生活の知恵も本物です。

私は母の人生と共に歩み、結婚してからも、すぐ隣に住んでいましたから、母の賢い生き方は、手にとるようにおぼえています。母の生き方は、常に前向きな、明るい生き方で、いつも笑顔が絶えませんでした。

「何か失敗してもそれはもう済んだこと。済んだことを気にしてもしかたがない。今から先を考えることよ」

と言って、その通りの人生でした。

ですので、母のクヨクヨした姿は一度も見たことがありません。ニコニコして楽しそうで、

「毎日生きていて楽しくてしょうがないわ」

と口ぐせのように言っていました。

「どうしてなの？」と私が質問すると、母は、

「私はとても運がよいのよ。好きな職業を選んだから。好きなことを毎日仕事としてやっていられるので、楽しくてしょうがないのよ」

と言っていました。

母から母の子供のころの話を聞くと、小さい時から友達の髪に花のかんざしをさしてあげたり、きれいにしてあげたりするのが好きだったとのことで、正に美容は母の天職

でした。

そんな母のおしゃれや、生活の知恵にいたるまで、オリジナルで、ユニークで、実際に役に立つ体験の数々が、この本にはぎっしりと詰まっています。

晩年、母はこの本に紹介されている食と健康を、サロンのお客様にはもちろん、テレビや雑誌を通じて全国の皆様にお伝えしていました。特に九十を過ぎてからは毎日のように取材があり、大活躍しました。

そのきっかけは、九十歳の時に教育の功労者として叙勲をうけたことでした。園遊会にお招きをうけ、私も御付きとして同行させていただきました。平成の天皇、皇后両陛下、皇太子様そして皇族の方々と親しくお話しする機会をいただき、天皇陛下より、

「日本に何もない時代に、美容を開拓された時は大変ご苦労されたことでしょうね」

とのお言葉をいただきました。母はしばらく緊張しましたが、

「はい、そうでございました」

とお応えしました。そしてなごやかな語らいの時があり、最後に、

「これからも日本のために働いてください」

とお言葉をいただきました。そのお言葉に、母は心より感激し、それからの毎日は、全力で日本の皆様のために働きはじめました。

主に健康で長生きをするための食事法をテレビ、雑誌を通じてお伝えするようになり、自宅には毎日のように取材の方々がいらっしゃいました。母と一緒にお仕事をすると、皆さん母のファンになってしまったのをよくおぼえています。ＮＨＫの有名な女性アナウンサーの方が母を訪ねてビューティサロンにいらしたこともありました。

そして母の生活の知恵を今あらためて読んでみますと、全てが本当に役に立つものばかりで、私はこの全部を実行しようと真剣に覚悟しています。

この本をお読みになるのをきっかけに、この宝のような体験を少しでも実践していただければ、素晴らしい未来がどんどん開けていらっしゃると思います。

母の豊かな大きな愛情に感謝をこめて！

令和六年　空気の澄んだ新年に。

ジェニー牛山

本書の内容は、メイ・ウシヤマ、ジェニー牛山共著『体験の食事革命 病気知らずの食べ方があった あなたの体はみるみる若返る』（文化創作出版・一九八四年）、メイ牛山著『長寿の食卓』（扶桑社・一九九一年）、『メイ牛山のもっと長寿の食卓』（情報センター出版局・二〇〇二年）を再編集・追記したものです。

令和版 長寿の食卓

目次

Part 1

美も健康も心の明るさも、すべては食事から得られます。

Part 2

体調が悪い時、私はこう食べて、すばやく治します。

Part 3

〝キレイなおばあちゃん〟になるには、美のテクニックが必要です。

Part 4

だから長生きはするものなのです。

Part 1

美も健康も
心の明るさも、
すべては
食事から
得られます。

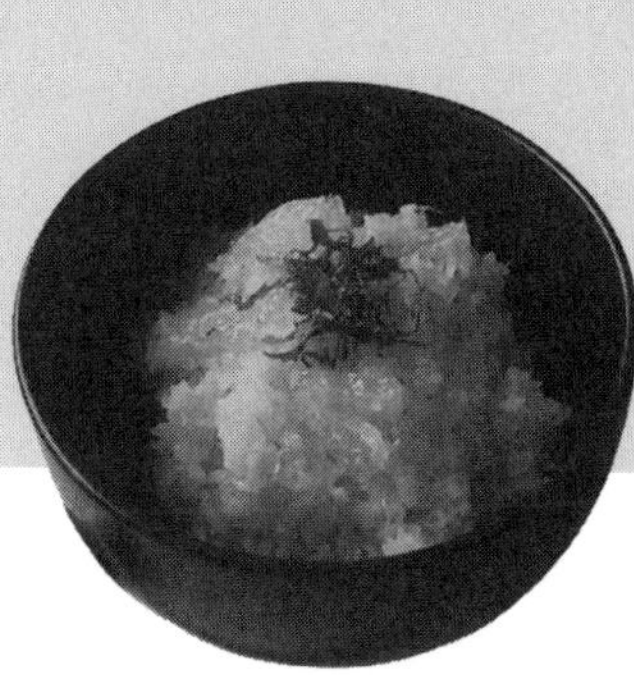

自然食と菜食は違います。季節と時間を意識しながら、バランスよくいただきます。

私はもう四十年近く、健康と美容のために自然食を実行しています。こう言いますと、「野菜ばかり食べているのですか？」と聞く人がいます。答えは「ノー！」です。だって野菜ばかりでは、それこそ栄養失調になってしまいます。

私が実践している自然食とは、自然の摂理にもとづいている〝生もの〟を食べるということなのです。炭水化物、脂質、たんぱく質、ビタミン、ミネラルの五大栄養素と水を、人間の成長に合わせてバランスよく摂る、一般的な方法です。

ただ食べ方に工夫があって、生野菜と果物、海藻。そして、甲殻類のエビ、カニ、そしてイカを中心に食べます。肉やレバーなどはなるべく控えるようにしていますが、全然食べないわけではありません。私も時々、ステーキなどお肉を食べたいと思うことがあります。そんな時は、次のような調理法にします。

ステーキの肉は、焼く前に数時間オリーブ油に浸けておきます。こうすると、動物性脂肪が抜け出てしまいます。それにお肉も柔らかくなります。また、ゴマやクルミと一緒に調理すると、動物性脂肪を摂っても、ゴマやクルミの植物性脂肪のほうが体内に吸収され、動物性脂肪を排泄するという働きをします。

しかし食事は、素材や調理法に気をつけるだけでは、まだ百点満点とは言えません。これに季節や、朝、昼、夜の時間帯に合わせて、食べ方を変える必要があるのです。なぜなら、体に一番いい食べ物は自然の下で成長する旬の食物だからです。わざわざ高いお金を出してハシリの物を買うなどという愚かなことはしなくてもいいのです。

ただ、**その季節にたくさん出回っている野菜を食べる――これが自然食の基本なのです。**幸いにもせっかく四季のある日本に生まれたのですから、春には夏のために、夏には秋のために、秋には冬の用意のために、冬には新しい春に備えた食事をいただくのです。そうすれば自然と気持ちは未来に向かい、食事の時間がもっと楽しいものになりますよ。

水、生野菜、果物で体の根っこを整える。

私は毎日生きているのが楽しい。ご飯はおいしいし、仕事は喜びだし、明日どの服を着ようかと考えるだけでワクワクします。そう、健康なんです。健康だから人生を楽しんでいます。私の食卓には四十年以上毎日欠かすことなく、水、生野菜、果物が並びます。生野菜とは、煮ても焼いてもいない、お年寄りが敬遠しがちな生の新鮮な野菜のことです。毎朝タマネギ、クレソンなど、その時季の野菜を数種類以上、生で食べます。果物はその時季の旬のものと、レモン、リンゴは必ず。これらを口に入れることが、私の元気、長寿のもとになっていると思います。

水、生野菜、果物に共通すること。それは〝酸素と水〟がたっぷり含まれていることです。地球上の生き物の基本。でも当たり前すぎて、見過ごしている人が多いのです。

人間の体は成人の場合六〇～六五％が水です。また人間は、酸素でエネルギー源を燃焼することによって生きています。しかし年をとると体の水分は減少し、呼吸も浅くなって体内酸素の量は減っていきます。酸素と水が減ると、老い衰えて死が近づくということなのですね。体が思うように動かない。疲れやすくなった。頭の働きが鈍くなった。肌がカサカサして、シワができた……。年をとると口から言葉として出る悩みのほとんどは、酸素と水をおろそかにしているせいなのです。

私の食事〝自然食〟の考え方は簡単、単純明快です。自然をお手本に、酸素がふんだんに含まれた水、生野菜、果物を毎日摂り入れ、体の根っこを整える。そしてご飯などでんぷん類をしっかり食べ、牛、豚、鳥の肉や脂肪分を控えます。こうすることで少しずつ確実に体質が改善され、老化が抑えられます。人間の体は食事によって血液が変わり、内臓が健康を取り戻し、その後脳までが活性化すると思います。**四十代から食事を変えて、今健康な私は、その生きる見本です。食事が変わると人生も変わります。食べて健康になって楽しく暮らそうじゃないですか。**

レモン一個があれば、気軽に確実に、体質改善できます。

私はレモンを一日に最低五、六個は消費します。一か月にすると一八〇個近く。毎月ダンボールの大箱で購入して、毎日ギュギュッと絞って飲んで、気が付いたら箱が空という生活を何十年も続けています。**私の健康にあの〝酸っぱさ〟は、欠かせないのです。**どうしてそんなに必要なのか。

まず目覚めのメイ式葉緑素ジュースに入れます。朝夕二回の健脳ジュース（詳しくは92ページをご覧ください）にそれぞれ半個分ずつ。また毎食後、消化剤の代わりに絞り汁をお猪口一杯くらい飲みます。お料理にも調味料代わりに絞ります。貝や甲殻類、魚の刺身に、野菜のおひたしに、酢の物に、炒め物に。お酢よりもレモンのほうがやさしい酸味で、素材の味が引き立つと思います。レモンを使うことで、減塩することもできます。私は辛いものが苦手でワサビなどの刺激物を摂らないのですが、レモンで食べる刺身も、なかなかおいしいものですよ。

酸っぱいものが体にいいことは、かなり知られるようになりました。レモンなどのかんきつ類や梅に含まれるクエン酸は、胃液の補助をして消化をうながすほか、体の酸性化を防ぎ、アルカリ性体質に変える作用があると、一般常識にまでなっています。

体の酸性化は〝体がサビつく〟とも表現されます。動物性のたんぱく質や脂肪、油の摂りすぎ、インスタント食品や添加物の摂りすぎ、また、ストレスや過労などによって酸性化は起こります。簡単にいえば、生活習慣が悪くなると、体の血液や細胞が老化するということですね。体がサビつくとどうなるのか。体調が悪くなったり、病気になるわけです。

かんきつ類の中でも一番身近で、年中手に入り、しかも今やそんなに高くないレモンは、まさに自然が与えてくれた天然の酸化防止、老化防止に最適な食品なのです。

私は四十代の頃まで、実は酸っぱいものが大嫌いでした。家族もそうでしたから、食卓に酢の物が並ぶことなど、あり得ませんでした。五十年前、私の一家は、全員まさに酸性体質でした。お肉やバターたっぷりの洋食ばかりを食べていたのです。いつも体調が悪く、常に誰かが病気をしていました。思い余って当時有名だった、のちに私の自然食の先生になる食事療法家の故栗山毅一先生を訪ねたところ、**「毎日酸っぱいもの、レモンや夏みかんを食べなさい。緑の生野菜を食べなさい」**と勧められたのです。

レモンや夏みかんを食べ続け、動物性脂肪を控えて生野菜を摂るようになってから約半年後、私は体が軽くなったことに気づきました。階段の昇り降りが苦じゃなくなり、物忘れがひどかったのが改善され、二十代の頃のように頭が働き、やる気も出てきました。レモンを習慣づけてわずか半年後、体調が変わったとハッキリ分かったのです。

ここまで読んで顔を渋くしかめた人は、おそらく酸っぱいものが不足していますね。でも体にいいからと、私のようにレモンをいきなり五個も六個も消費するのでは、かえって胃を荒らしてしまいます。一日一個で十分。少しずつ、毎日続けてください。

夏みかん、グレープフルーツ、スダチ、ユズ、ダイダイなど、酸味のあるかんきつ類は四季折々に出回ります。そのつど食卓にこまめに登場させ、私のように調味料として使うと、いただく頻度は増えます。我が家では、〝夏みかんご飯〟が初夏の定番メニューです。さっぱりしていて、ついつい食べすぎるおいしさですよ。

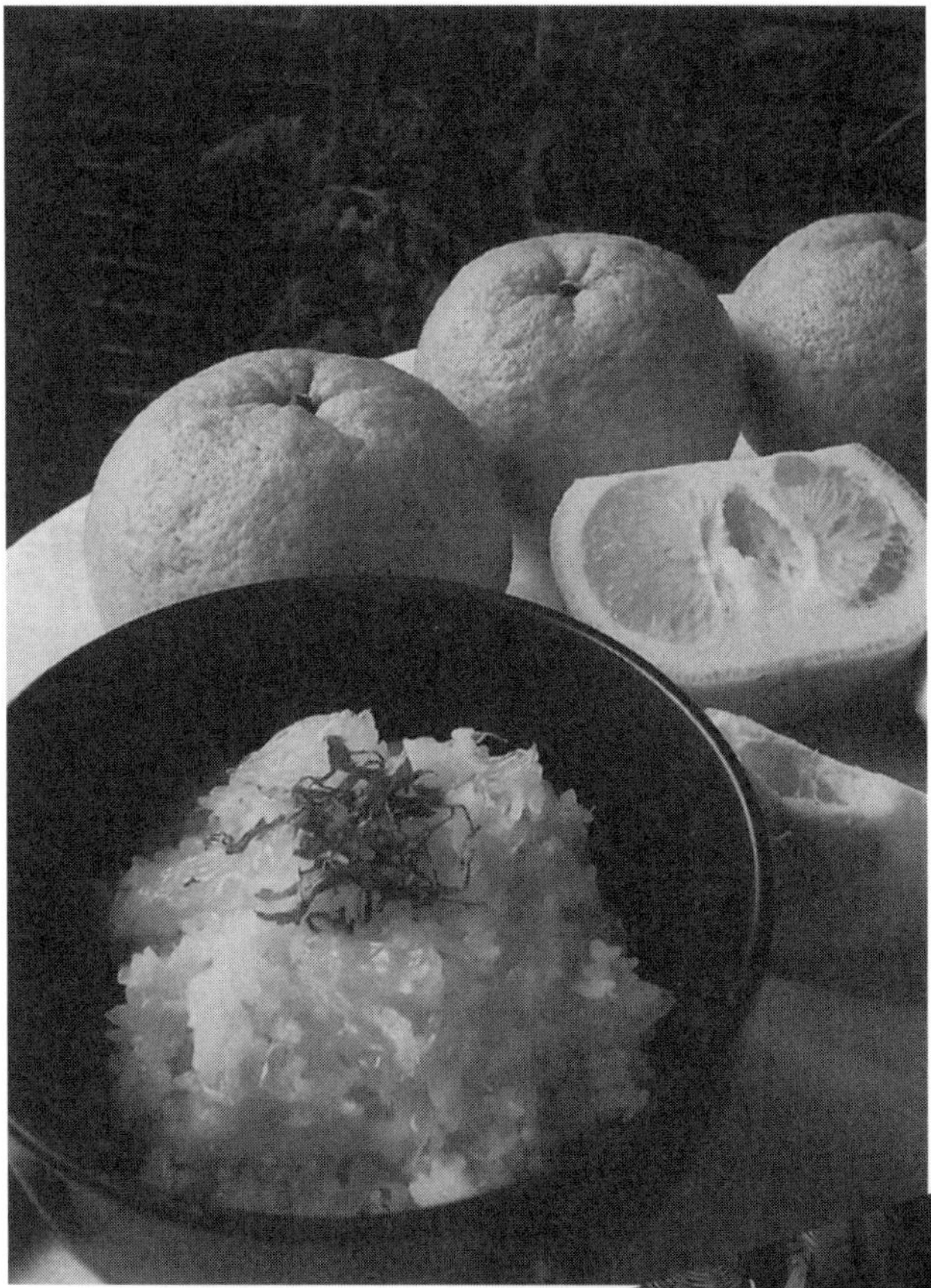

我が家の果物は、すべて日光浴します。

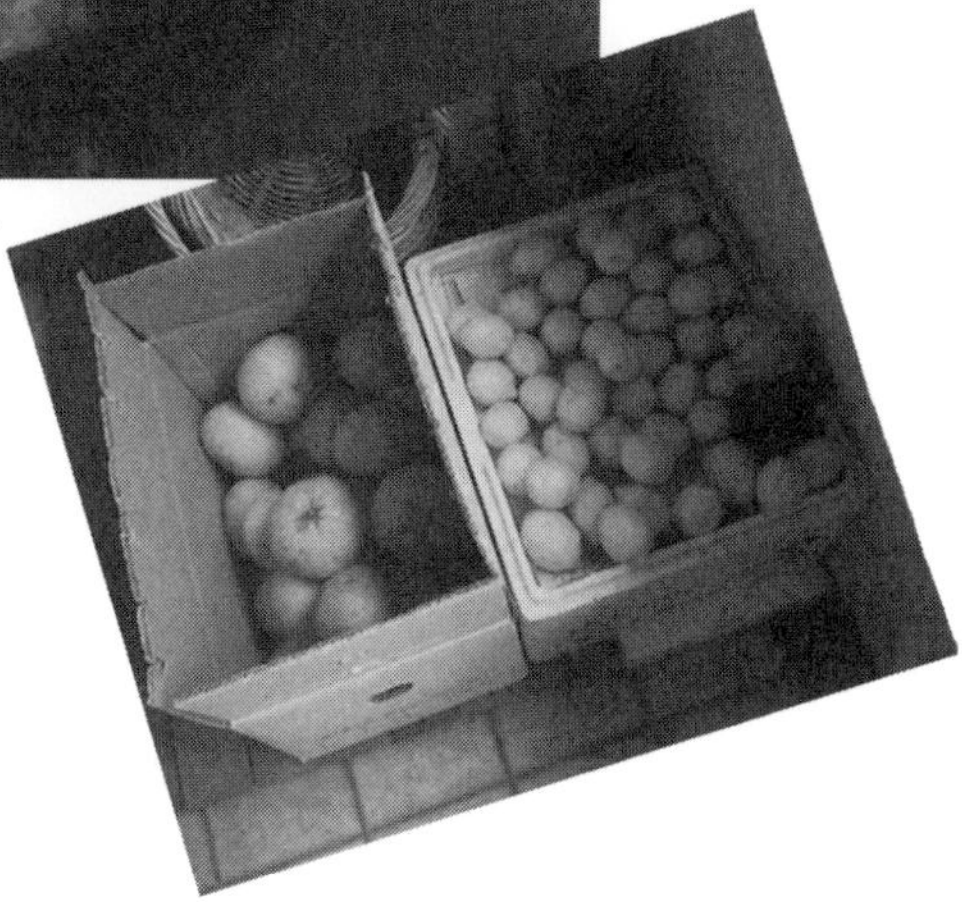

買ってきたレモンなどの果物は、冷蔵庫に入れずに、ベランダでひとまず日光浴させます。夏みかんご飯の作り方は、皮をキレイに取り除き、実を小さくちぎってご飯に混ぜ、大葉を散らします。好みでちりめんじゃこ、クルミなどを加えてもおいしい。

〝自家製ミネラルウォーター〟でこまめに〝酸素〟補給しています。

植木に水をやるように、私は自分の体に酸素と水が取り込まれるよう、意識して〝水〟を飲んでいます。

水とは、加熱していない、酸素が含まれた水です。生野菜、果物に含まれる水分も同様に考えています。水と一緒に自然の作物を豊富に食べることもまた、大切なのです。最近は水を飲むことを習慣づける方も多く、みなさん市販のミネラルウォーターをよく買われますね。でも私は我が家の水道水を飲んでいます。

ただし、塩素の問題もあるし、おいしくもないから、〝自家製ミネラルウォーター〟にしてから。つまり、水をろ過する働きのある火山岩の一種と竹炭を、大きなヤカンとポットにそれぞれ入れておき、ヤカンの水は料理と炊飯用に、ポットは飲料用に使っているのです。

のどが渇いたら水ではなくお茶やコーヒーを飲む、という習慣がついている方も、おそらく大勢いらっしゃるでしょう。その方たちは水では体が冷える、温かな番茶、煎茶のほうが水よりも体にいいと信じていらっしゃるのでしょうね。そして肌がカサつく、シワが増えた、とボヤいていらっしゃるのではないでしょうか。手にした湯のみのお茶が老化の一因だなんて、確かにピンとこないと思います。

お茶やコーヒーには、体の余計な塩分を水分とともに排出する、利尿作用がありますす。お茶で水分補給をしているつもりが、体の細胞が乾き、脱水症状を起こす場合もあります。私の場合、お茶は食後やおやつの後にだけ、利尿目的で飲んでいます。あとは自家製ミネラルウォーター。会社や外出先にも持参しています。

水の飲み方にもコツがあります。こまめにちょこちょこ、少量ずつ飲みます。私のように年をとったら、とくに細胞が乾きやすく、また一度にたくさん飲んでも細胞の吸収力が落ちているから、少量ずつ何回にも分けて飲むほうがよいのです。

私は一日の中で、これだけは絶対忘れない、給水の時間を決めています。

朝起きて一番に飲むメイ式葉緑素ジュースの「グリーングリーン」です。食事中の水。食事中はグラスに氷を入れて水を冷たくして飲みます。冷たくするのには内臓を鍛える意味があります。あと、お風呂の前と後に飲むグラス一杯と、寝る前に飲む二くち、三くちの、わずかな水です。

朝の一杯は眠っていた細胞に酸素と水の潤《うるお》いを与えるため。起きがけの一杯がおいしければ、健康状態がよいといえます。まずは、朝起きたらすぐに水を飲むという習慣をつけることです。

食事中はそしゃくを助け水分補給するため、お風呂の前と後は水分補給と発汗をうながすために飲みます。そして寝る前には、睡眠中の脱水を防ぐため水分を摂ります。いつまでもイキイキ、潤いのある体でいられますように。食べ物もお水も、脳の栄養になりますように、手足が伸びますように。などと祈って、大切に頂くようにしています。

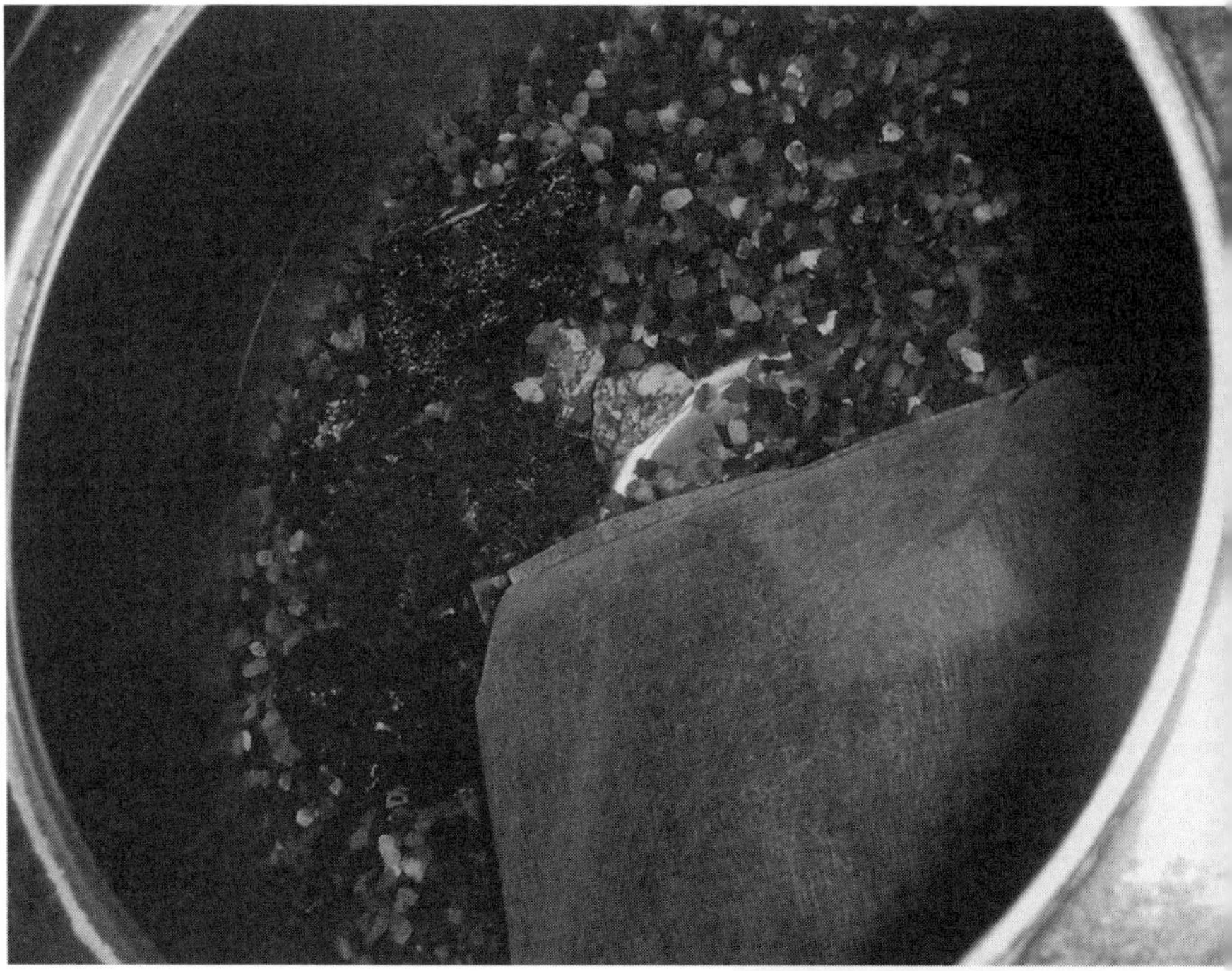

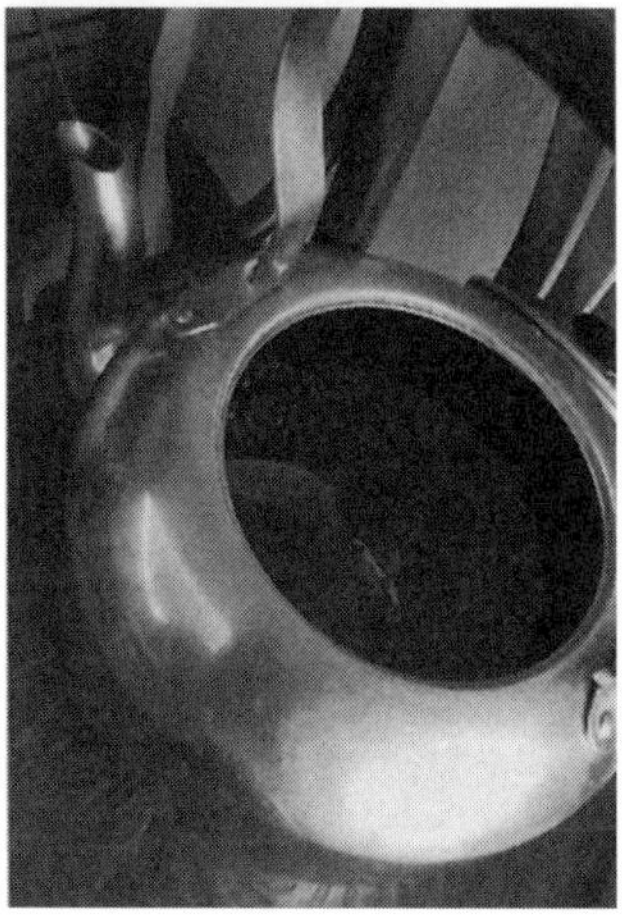

“自家製ミネラルウォーター”は、簡単に作れます。

自然食品店で買った「太陽石」という天然火山岩の一種と、竹炭を使って“ミネラルウォーター”を作っています。時々石と炭を洗って乾かすぐらいで、面倒な手間は一切いりません。蛇口《じゃぐち》に取り付ける浄水器よりも安いし、清潔な気がします。料理にはいつもこの竹炭のお水を使います。

アスパラ、空豆、ナス、ニンジンの葉……。すべて野菜は生でいただきます。

私が「アスパラガス、空豆、ナス、ニンジンの葉も、ほとんどすべての野菜は生で食べます」と言うと、みなさん驚かれ、決まってこう聞きます。

「アスパラガスって、生で食べられるんですか？」

食べられますとも。逆にどうして茹《ゆ》でてから食べるものだと思い込んでいるの。私にはそれが不思議。みなさん、先入観で食べている。生なら滋味《じみ》と芳香が感じられるのに。

生野菜にビタミン、ミネラルが含まれているのはご存じの通りです。私が力説したいのは、生の野菜と果物には酵素と水が豊富に入っていること。どちらも人間にとって欠かせない、生命の源です。それらは体内に入ってすばやく吸収されるのです。何杯も水を飲むより、生野菜や果物で摂ったほうが、人間の体内に確実に、臓器に負担なく吸収されます。

人は年をとると、体内の酵素や水が自然と少なくなってきます。酵素が減って動きが悪くなり、水が減ってシワシワになる。でも、これを単純に老化のせいだと片付けてはダメです。老化を早めているのは食べ物。生野菜や果物が足りないのです。

ウサギじゃあるまいし、すべて生では食べられないよ、とおっしゃる方、私の生野菜サラダを食べさせて差し上げたい。食べた人はニンジンでもアスパラでも、生がこんなにおいしいのかって、ビックリする。ちょっと工夫すればおいしく食べられるのです。

例えば、切り方。

葉野菜は、手でちぎる。むやみに包丁で切っては、切り口から栄養や水分が早く抜け出てしまいます。春菊だったら葉を一枚ずつ、ブロッコリーなどは小房にちぎる。軟らかいキュウリは歯ごたえよく縦の繊維を生かして拍子木切り、アスパラガスは硬いから繊維に沿って斜めの薄切り、空豆、ニンジン、カブなどの硬い野菜は、薄くスライスします。

えぐ味の出るアクがありますが、水に長くさらしてアクを取りすぎないこと。気になるなら、レモン汁をかけてみてください。

そしてドレッシング。もちろん手作りですが、簡単で、生野菜を一層おいしくするドレッシングを紹介します。生の梅をハチミツ漬けにして作る梅ジュースに、しょうゆ、レモン汁、オリーブ油、こしょうを混ぜた梅ドレッシング。もう一種はリンゴハチミツ酢（自然食品店に売っています）にケチャップ、オリーブ油、酢、しょうゆを混ぜたリンゴハチミツドレッシング。

生野菜と果物を、毎日食べることに意味があります。人間は動物や植物と同じように本来自然物なのですから、自然のものを自然に食べるのが一番理にかなった、体にいい食べ方なのです。

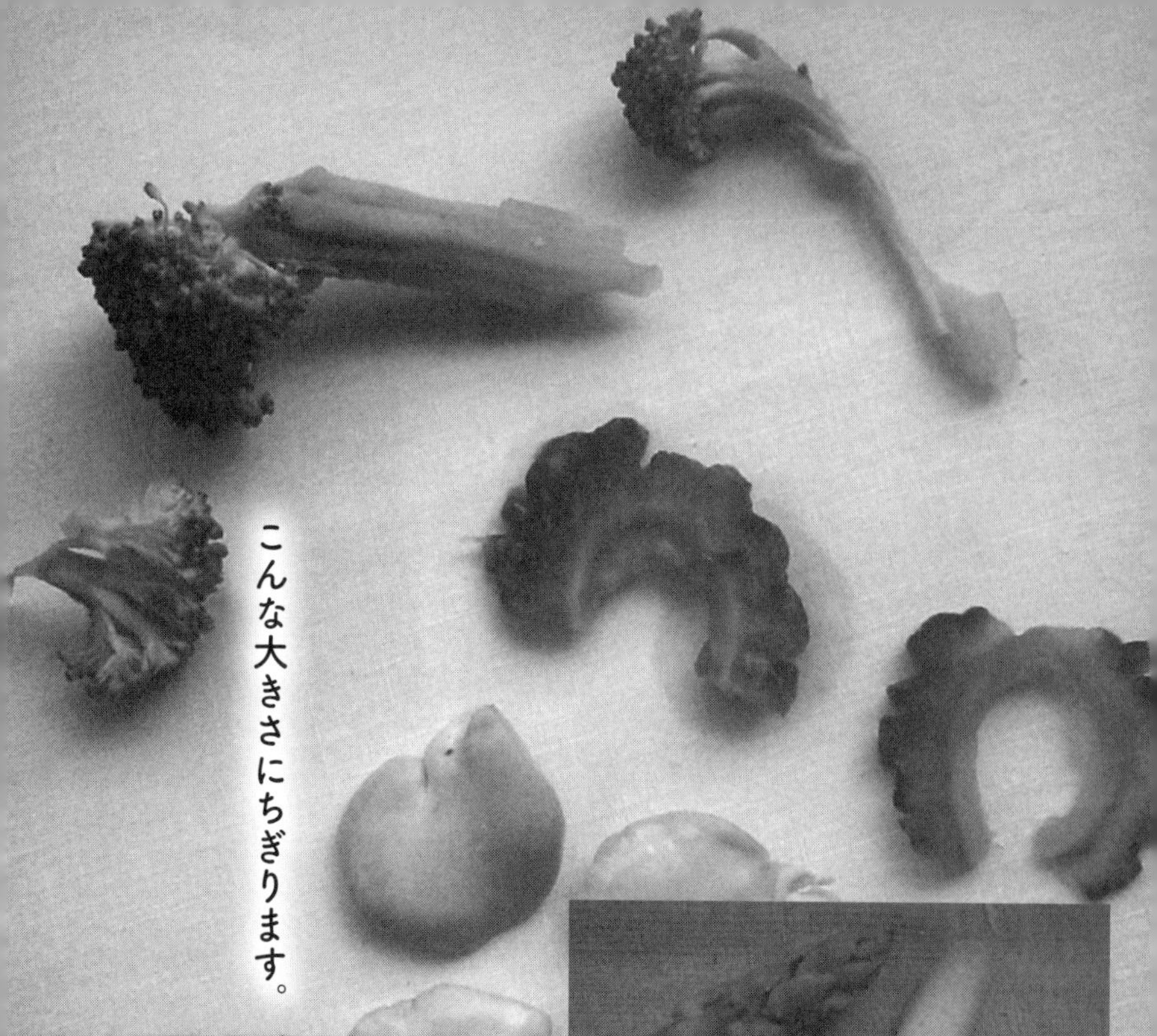

こんな大きさにちぎります。

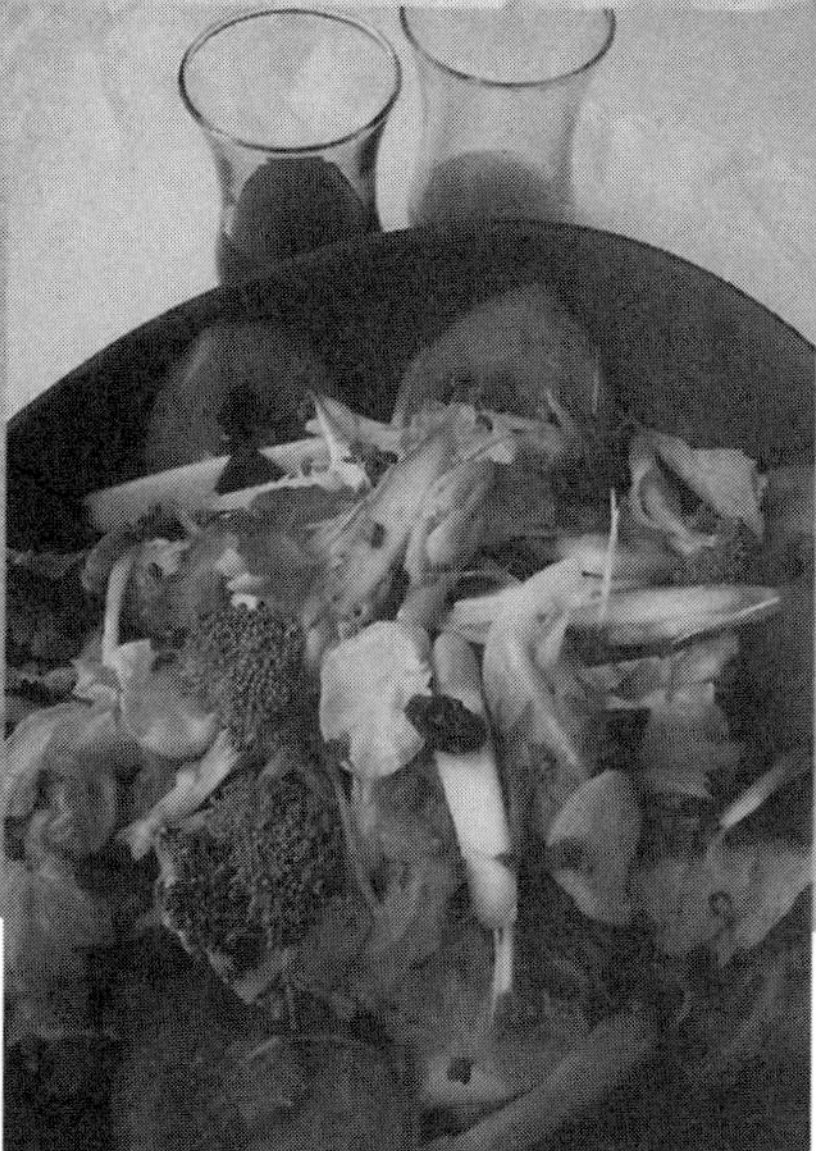

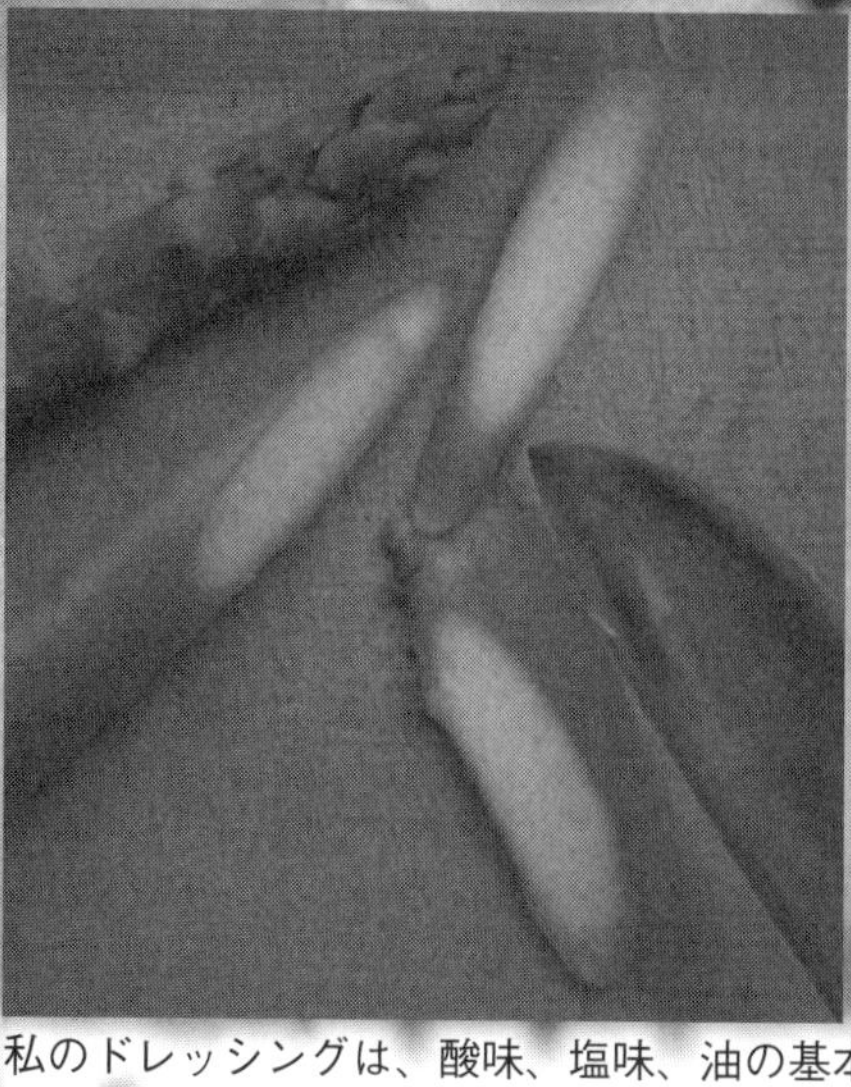

私のドレッシングは、酸味、塩味、油の基本材料に、ハチミツの甘味を隠し味に効かせるのがポイント。マヨネーズにしょうゆ少々と酢を加えたドレッシングで食べてもなかなかです。

私は野菜を腐らせません。使い切って、常備菜にします。

今の時代、キャベツ一玉でも買おうものなら、多くの方たちが腐らせてしまうんですってね。子育てや仕事に忙しい奥さんも、少人数家族や一人暮らしのご家庭でも、使い切らずに、あら腐っちゃったわ、と、ポンとゴミ箱に捨ててしまう。戦後生まれの方々は、食べ物に苦労していないから、感謝の心が足りないのですね。平気で捨てられる。最近はさすがに無駄にするのはもったいないと、野菜料理はスーパーやデパートのお惣《そう》菜《ざい》をその日食べる分だけ買う、という方も増えているようですね。

私も無駄なことをするのが、もっとも嫌いです。けれど無駄を省《はぶ》くためにお惣菜を買うこともしません。たとえ〝有機野菜を使用〟と売らんかなの謳《うた》い文句が躍っていても、どんな添加物が入っているか、信用ならないからです。

ありがたいことに、私の家には一年を通して日本中からいろいろな野菜や果物が送られてきます。お中元やお歳暮の時季は、私が食物の研究をしていると知っているからか、無農薬でおいしい旬の食材がドンと束になってやってきます。でも、決して野菜や果物を腐らせてゴミ箱に捨てるということはしません。この点は、お手伝いさんにも厳しく頼んであります。

全部無駄なく使い切って食べること、一度に食べられないなら、ひと手間かけて常備菜にするなどして保存し、少しずつ食べましょう、と。

最近こんなことがありました。宮崎の知人から、おいしそうな大根がダンボール一箱送られてきたのです。子供たちや友人に配っても、まだまだたくさん残っている。どうしたか。自宅のベランダで、割干大根と切干大根を作ったのです。短冊《たんざく》のように吊るしたさまは、なかなか面白い眺めでしたよ。自宅で自然の風で干した大根は、甘味がぐんと凝縮されて、生とは違ったうまみがありました。機械を使って乾かした市販のものとは比較にならないおいしさでした。

余った野菜の多くは冷凍して保存します。フキが出回る季節なら、下味をつけずに茹でて、日付を書いたビニール袋に入れて冷凍庫へ。乾物の豆も、いろいろな種類を一度にたくさん茹でて冷凍しておきます。そしてサラダを食べる時に、パラパラと適量のせて食べます。黒豆や花豆は黒糖で甘く煮て、食後のデザート代わりに。銀杏《ぎんなん》も下茹でして冷凍庫に入れてあるので、いつでも茶碗蒸しの中に。パセリやクレソン、大根の葉、ニンジンの葉は、茹でずにそのまま細かく刻んで水切りして冷凍しておきます。こうしておくと、解凍してすぐに何かと和《あ》えたり、混ぜたり、トッピングしたりできます。

果物は、ゼリーかジャムにします。まあ、面倒なこと、と思う方もいるかもしれないけれど、ゼリーなんて簡単。ハチミツを加えてジューサーにかけ、水に溶かしたゼラチンや寒天と混ぜて冷やせば、お客様が喜ぶデザートに早変わり。ジャムは一種類の果物を煮てもいいけれど、缶詰のパイナップルを混ぜると、さらにおいしく仕上がります。私の大好きなトーストは、杏《あんず》とパイナップルのジャムに、砕いたクルミをのせたもの。おいしくて、ほっぺたが落ちちゃうわよ。杏とパイナップルのジャムは、我が家の夏の定番ジャムです。

そうそう、カボチャの種だって、我が家では干して、少し炒っておつまみにしています。

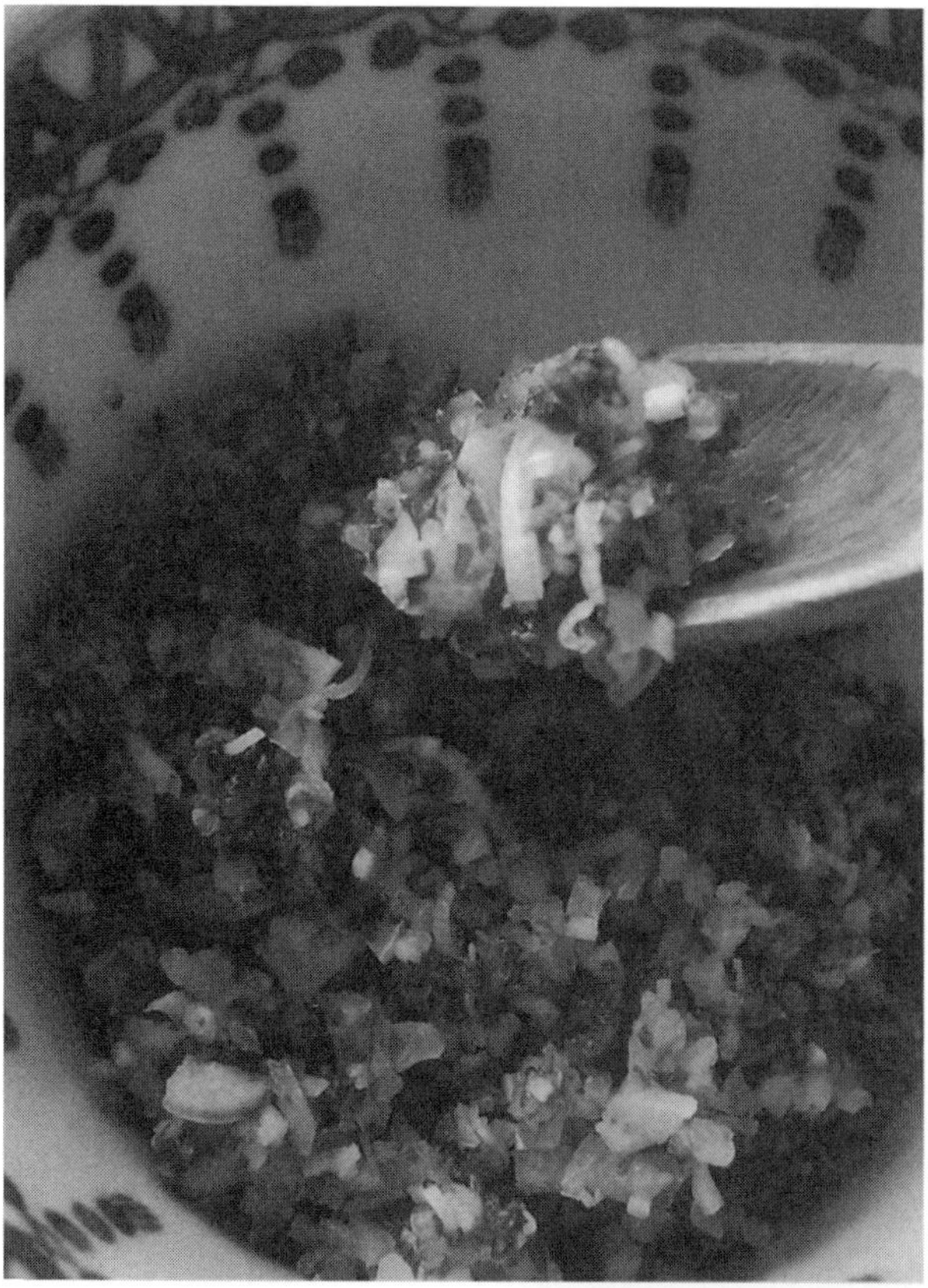

大根菜とニンジン菜の七味。

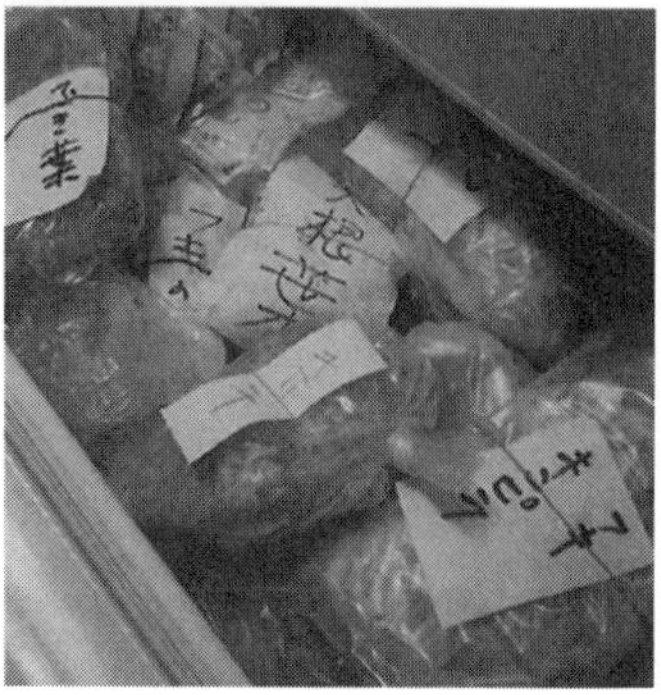

生の大根菜やニンジン菜がどうしたらおいしく食べられるかを考えてできたもの。ご飯にふりかけたり、そうめんやそばの薬味にしたり、さっぱりしていて、苦味、辛味が絶妙で後をひきます。葉はごくみじん切りにして薄塩をし、軽く絞る。たくあんなどの漬物、ショウガ、キュウリ、ミョウガ、大葉など、余り野菜もごくみじん切りにして混ぜる。ショウガは必ず入れて。好みでしょうゆを少したらしてもいい。
右は我が家の冷凍庫の中。

加工食品は買いません。梅と昆布でつくる浅漬けは〝早い・おいしい〟のメイ式。

私は加工食品や市販のお惣菜を買いません。自然食品店で買う味噌、しょうゆと、昆布の佃煮《つくだに》ぐらいです。だしは天然の鰹節《かつおぶし》、いりこ、昆布を使い、麺つゆなども手作りしています。市販の食品は味付けが濃いし、添加物が入っているからイヤなのです。

さまざまな食品に入っている添加物のことを、みなさんはもっと真剣に考えるべきだと思います。

とくに若い人、感覚がマヒしているのか、無頓着ですね。市販のおにぎりの表示に「アミノ酸」とあっても、何の疑いもなく食べている。あれは本来のおにぎりには入っていないものですよ。つまりおにぎりに似せたまったく別のシロモノですよ。食品売り場には、こうした認可された添加物入りの食品がたくさんあって、まったくの無添加というものが隅に追いやられています。これでは、本来の食品の味というものが分からなくなってしまうのも、仕方ないような気がします。でも、この問題に関してはあきらめてはいけない。人間の健康、命にかかわることですから、放っておいてはいけないのです。

現代社会なら食べ物にいろんなものが入っているでしょうが、本来自然が持つ味が分かるようになると、周りの自然のわずかな変化や、自分の体のわずかな変化にも気づくようになります。健康な自分に敏感になるのが良いことです。

大人のみなさんは、毎日摂る食事が子供たちの健康を、すなわち彼らの未来の鍵を握っていることを、決して忘れてはならないと思います。

加工品に頼らなくても、家庭にあるもので〝早く・簡単に・おいしく・安全に〟できる料理のメニューを日頃から考えておくとよいのです。家でちょこちょこ作ったほうが、塩分、油分の加減ができるから健康的ですし、我が家の味は市販のものとは違います。野菜料理や豆料理をいろいろ、手を変え品を変えて作って食べさせていくうちに、子供の体も、味覚も、正しく育っていきます。

「メイ式浅漬け」は、だし昆布と梅干とレモン、あとはありあわせの野菜があれば二、三日でできあがります。塩は入れません。昆布と梅干の塩気でちょうどいいお味になります。生の野菜ほどではないにせよ、加熱したものではないので、野菜の栄養も生きています。冷蔵庫で一週間ぐらい保存できます。サッパリしていて、夏場はとくにうれしい漬物なのですが、四季折々の野菜で作っても、もちろんおいしい。私は一年中、野菜が余った時に作って、パリポリ食べています。

ちなみに梅干も、私のお手製。梅の季節は梅干、梅ジュース、梅酒作りが初夏の恒例行事ね。生の梅をハチミツに漬けて、しばらくしたら水分が上がってくる梅ジュースは、ドレッシングにも利用します。梅酒といえば、かつてはカリン酒、ビワ酒、干しブドウ酒など、さまざまな果実酒を作っていました。先日、七年ものの干しブドウ酒をみんなで飲んだのですけれど、最高でしたよ。つい最近ある健康番組で干しブドウの効能が特集され、デパートのお惣菜売り場で問い合わせた人がいたんですってね。お試しください。

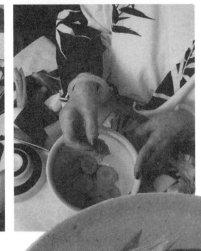

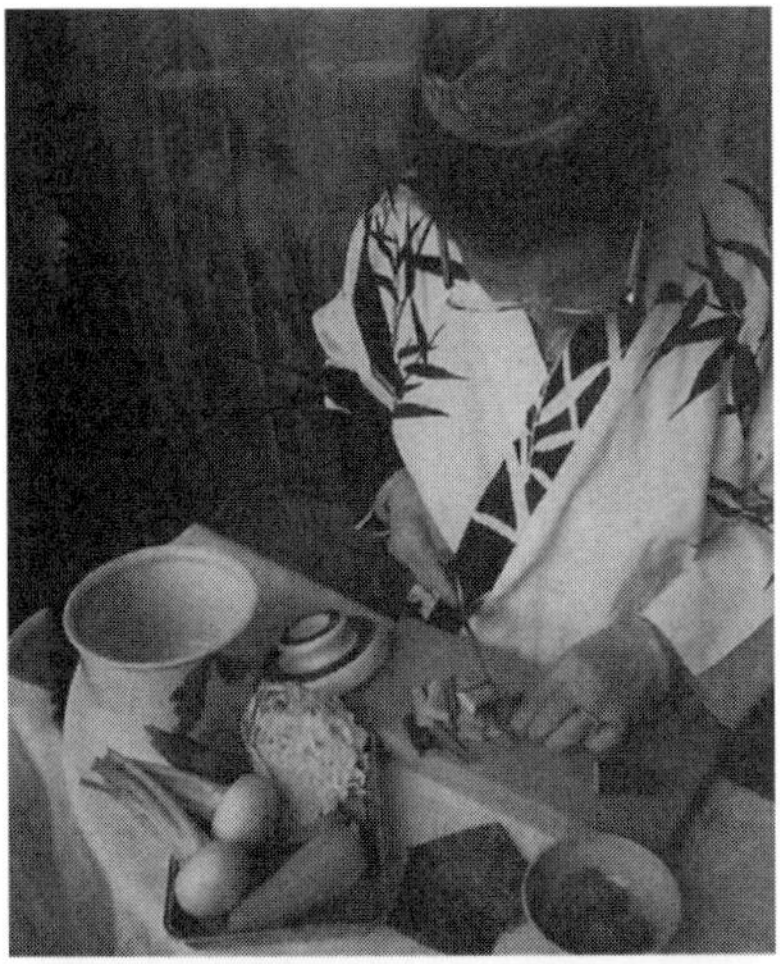
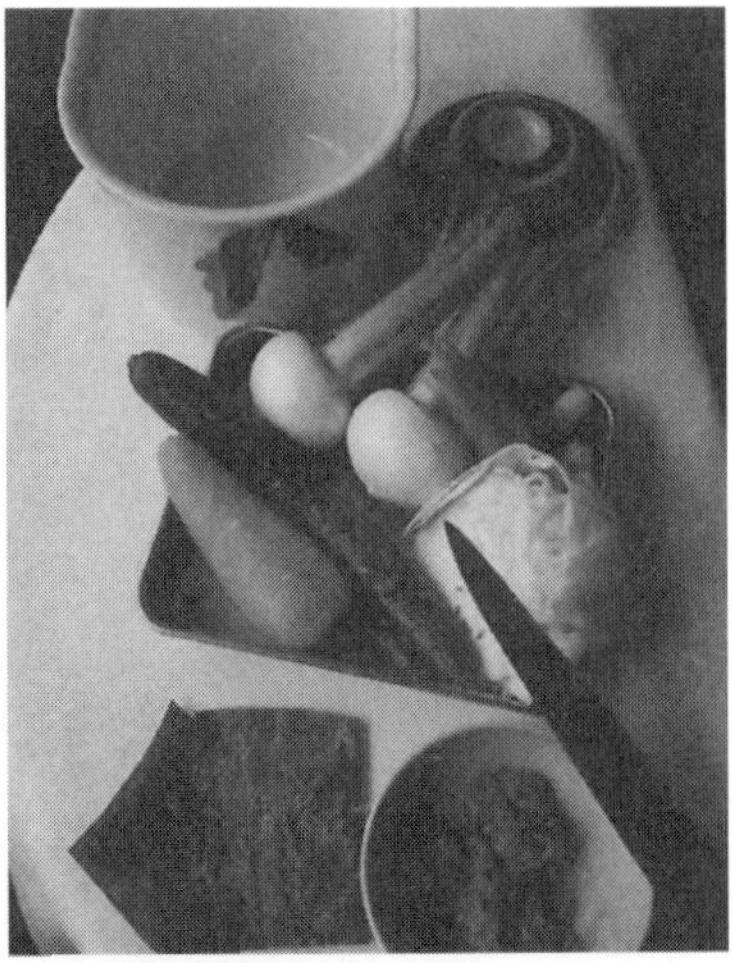
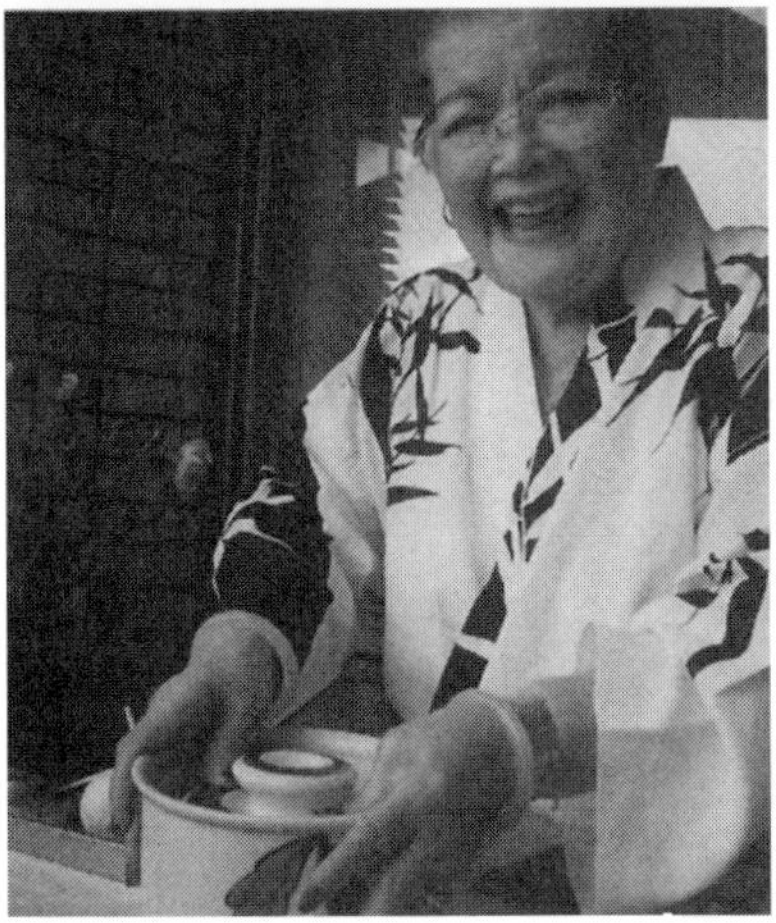

梅で漬ける
“メイ式浅漬け”。

昆布10センチ四方３枚、梅干３個をちぎったもの、レモン半分。野菜は根菜、葉野菜、キュウリなどの瓜類を入れて。容器の底に昆布を敷き、野菜は硬いものから。梅干、レモンのスライスを間に挟み、重しをのせ冷蔵庫で保管します。

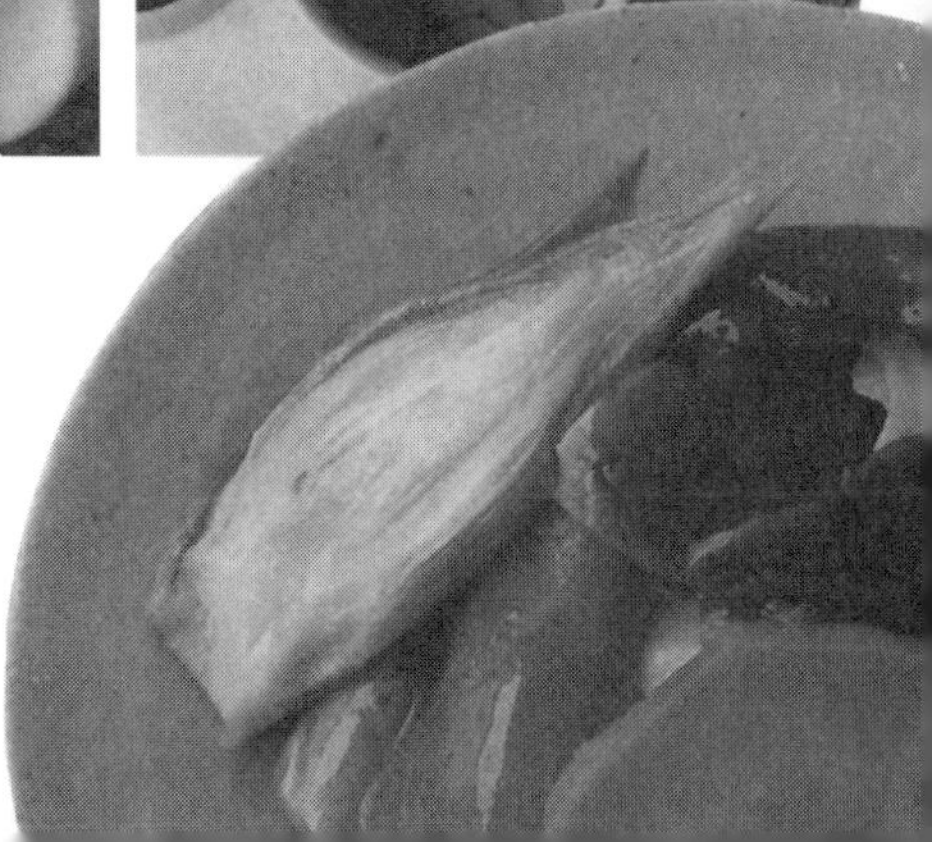

食事の基本はでんぷんです。野菜ばかりでも、たんぱく質過多でもダメです。

冷え性だから生野菜が食べられないと言う人がいます。

健康的な食事の基本は、当たり前ですが栄養のバランスよく食べることです。でんぷん、ビタミン、ミネラル（無機質）、良質のたんぱく質、良質の植物の油分が、体に必要不可欠な栄養素。ご飯やパンなど、でんぷんはたっぷりと、おかずは少量ずつ栄養バランスよく、油は少しというふうに心がけます。

この時、でんぷんをたっぷりというのが、肝心なのです。私の自然食は生野菜を食べることを重んじていますが、ご飯やパンを控えてまで、お腹いっぱいに生野菜を食べましょうとは言っていないのです。

でんぷんは、大切なエネルギー供給源です。不足したらガス欠状態になってしまいます。生野菜だけででんぷんが足りないと、体が冷えてしまう、というのは当たり前のことなんですね。

若い人たちは、たんぱく質や油脂分が多め、でんぷん、ビタミン、ミネラルが少なめの食事を好む風潮になっているように思います。若いお母さん方は、幼い子供のお弁当に、鳥のから揚げやらコロッケやらおかずをいっぱい入れて、ご飯を少しにする人が多いと聞きますが、その食べ方は間違っています。

昔は、〝子供は餅《もち》で育てろ〟と言いました。子供の一歳のお祝いに健康を願って、餅を背負わせる行事があるでしょう。お正月の鏡餅の飾りつけを見てご覧なさい。主食のお餅が大きくたっぷりあり、その上に裏じろの葉、葉緑素ですね、そしてたんぱく質とカルシウムであるエビを飾り、ミネラルとホルモンの象徴の昆布を飾る。干し柿は糖、グリコーゲン、最後に載せるダイダイ（みかん）は、酸、胃液を意味しているのです。油はこの飾りつけにはありません。鏡餅は、これだけ食べられれば今年一年は安泰です、と願ってお供えしているわけなのですね。昔の人のほうが、今の人よりもよほど食べ物に対して知恵があったと思います。

日本人の食生活は、戦後にありとあらゆる欧米の食文化が入ってから、急にバランスが崩れてきたように思われます。日本人の食のバランスは、高温多湿で四季があるこの国の自然のなかで、それこそ何千年もの間ずっと培《つちか》われて、遺伝子に組み込まれてきたものなのです。米、四季折々の野菜や果物、魚や貝類、甲殻類、海藻、木の実。これらすべてが日本人の体質にあった、日本という自然環境にかなった食べ物なのです。

〝身土不二《しんどふじ》〟という言葉があります。人の体は、その人が育った風土、自然と一体のものだという意味です。本当に理にかなった言葉です。日本人は日本人の体に合った食べ物を、バランスよく食べるべきなのです。

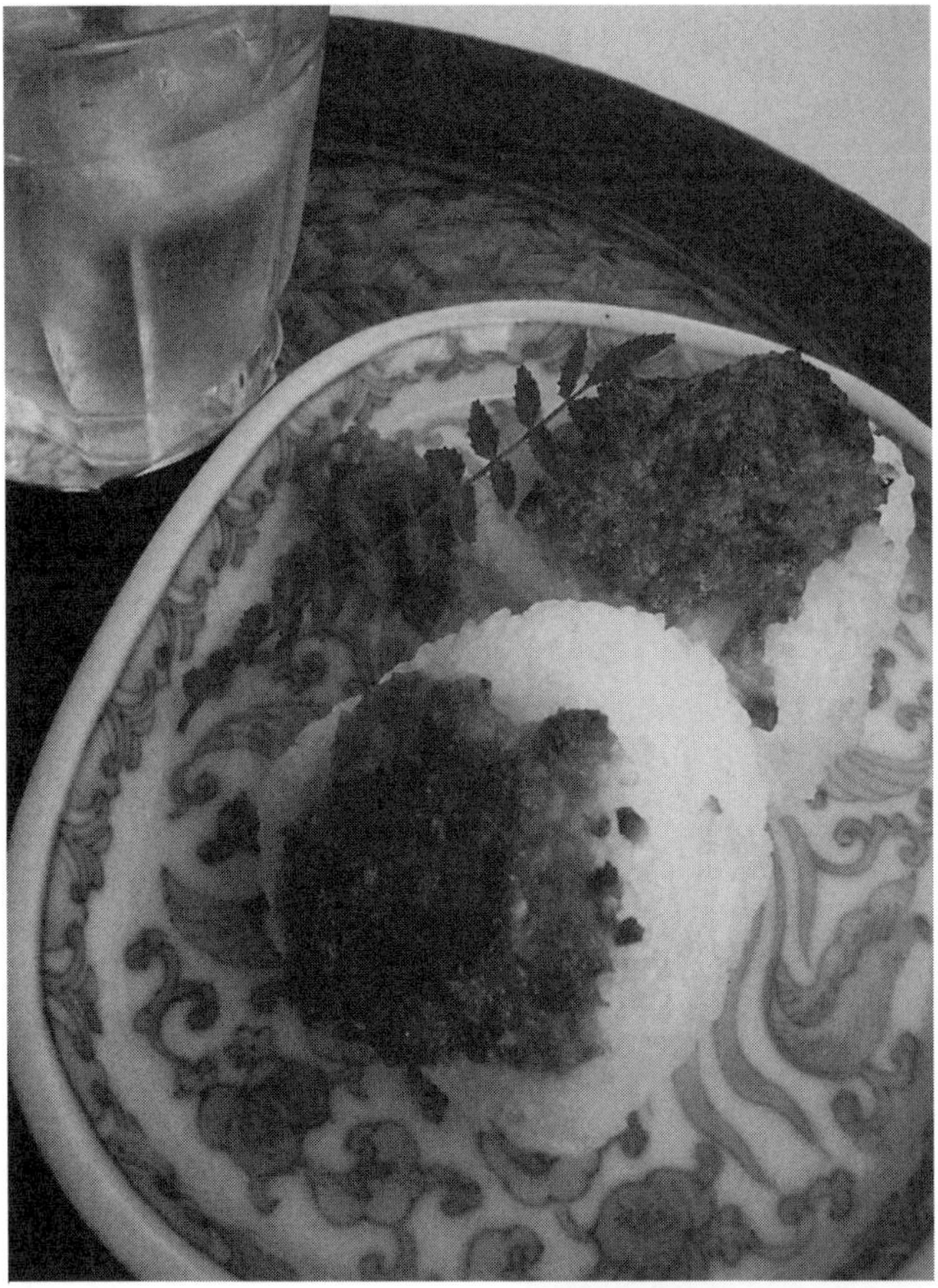

時々食べる、
私の昼食です。

朝食時にでんぷん質を中心にたっぷり食べるので、昼食はお腹が空いた時以外はいただきません。お腹が空いている時は、おにぎり、サンドイッチ、そばや果物を軽く食べます。

上の焼きおにぎりは手作りのクルミ味噌を塗ったもの。

サンドイッチは、生のトマトとレタスに、ジャガイモのカレー炒めを挟んだもの（右）。

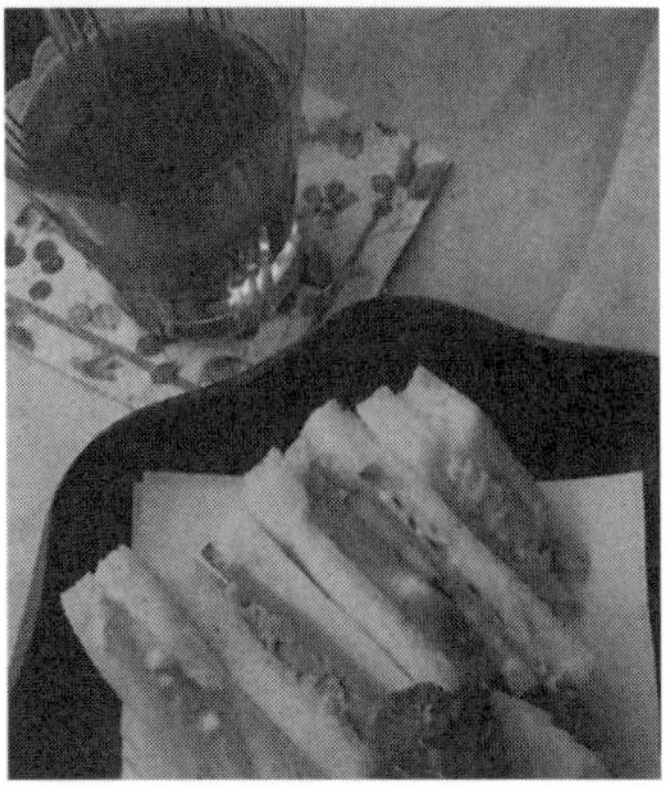

植物性たんぱく質こそ、健康の決め手。上手に摂って内面から元気をつくりましょう。

健康で病気になりにくい体をつくる栄養の基礎は、たんぱく質です。たんぱく質が効率的に消費されますと、強力なエネルギー源となって体を強固にするのです。

ところが、厄介な点もあるのです。それはたんぱく質というのは、他の栄養素とは異なり、消化吸収がうまく進まないと体内に蓄積されてしまう点です。この蓄積が進むと太りすぎ、コレステロール過多になってしまい、成人病やガンなどの大きな原因になってしまうのです。

そこで、たんぱく質がうまく消化吸収されて、体内に残らない工夫が必要となってくるわけですが、その第一として植物性などの良質なたんぱく質を摂るようにします。

動物性のお肉に代わるたんぱく質は、イカ、カニ、エビ、アワビなどの甲殻類や貝類をはじめ、豆腐、納豆、豆乳、ゆばなどの豆類、麩から摂るようにすればよいのです。

甲殻類や貝類は、新鮮なものでしたら生で食べるのが効果的です。

本来、人間は菜食なので、植物性たんぱく質や、海からとれるたんぱく質を摂ることが最も自然なのです。それは、人間の歯を見ればよくわかります。肉食動物は、動物を殺し噛み砕いて食べるための鋭い歯をもっていますが、草食動物にはそんな獰猛な歯はありません。小さく可愛らしい歯がきれいに揃っているものです。人間の歯はもちろん、草食動物のそれです。改めて鏡をご覧になれば、とても動物の肉を食べる歯だとは思えないはずです。きれいな歯をつくるには草食動物のように、よく噛むことでしょうね。

それに私たち日本人は、気候、風土、歴史の点からいっても長い間、植物性たんぱく質を摂る食生活を送ってきました。つまり、植物性たんぱく質への順応性が高い体を育んできたといっても過言ではありません。ですから、主として植物性たんぱく質を摂ることが望ましいのです。

それでもステーキを食べたい、分厚いトンカツを食べたいという時があるかと思います。そんな時には、ホウレンソウ、インゲン、芽キャベツなどの青野菜、ブドウなどの果物を摂るようにします。

「さすがに四〇〇グラムのステーキを食べると、お腹がいっぱいになるね」

と言いながら、つけ合わせの野菜を残したり、デザートに出てきたフルーツに手をつけない人を見かけたことがありますが、こんな食べ方をしていたのでは、不健康になる一方です。お肉を食べる時ほど、他の食物とのバランスを十分に考えたいものです。

動物性、植物性に限らず、たんぱく質を摂取するタイミングについて考えることも大切です。まず一日でいいますと、たんぱく質は眠っている間にもっとも効率よく分解・吸収されますから、夜に摂るようにしたいものです。

次に季節でいいますと、食欲があって、唾液が多く、胃液が十分な時ほどたんぱく質は吸収されやすい傾向にありますから、食欲旺盛な秋に食べることです。食欲の落ちやすい夏場に夏バテを解消しようとたんぱく質を摂っても、胃腸に負担をかけるだけです。病気の時に体力をつけようと、食欲がないにもかかわらず、無理してたんぱく質の多い食事をしてもなんら効果がないばかりか、害になるというのは同じ理由です。

たんぱく質を体の味方にする決め手は、食べ方にあるのです。

一年の四季と一日の中の小さな四季を感じましょう。体に必要な栄養を必要な時間に摂り入れて。

私の食卓には、春夏秋冬、美しい日本の自然の恵みが並びます。また私は一日二十四時間の中にも小さな四季を見出して、それぞれの時間に体が必要とする食べ物を選んで食べています。このような生態リズムに合う食べ方をしていると、自分の体内に確かに自然が息づいていると実感できて、喜びを感じます。

春は芽吹きの季節。動植物も人間も体の細胞が盛んに増殖しはじめ、成長します。年をとっていても、細胞は若返りをはかる季節なのです。フキノトウや筍《たけのこ》、タラの芽、アスパラガスなどの新芽に相当する部分は、ビタミンとミネラル、つまり成長をうながす貴重な成分を豊富に含んでいます。苦味のあるものもありますが、秋冬の間に酸性に傾いた体を整えてくれる、優秀なアルカリ性食品です。新芽や緑の葉野菜など旬の春野菜は、新鮮なものをいただいて。でんぷんも活発に活動するため、たくさん食べてください。

夏。日本はじっとりと蒸し暑く、発汗が多いため体内水分が著しく消耗されます。そのため体がだるく重く感じます。この季節、私は仕事の量を減らし、暑い盛りが過ぎるのをじっとやり過ごすことにしています。食べ物は消化がよく、自然の水分をたっぷり含んだものをいただきます。トマト、キュウリ、ブドウ、とくにスイカは水分補給に最適。たくさん食べれば便秘も解消できます。夏に水分を十分に摂らないと、秋に肌がシワになりやすく、抜け毛が増えます。ところで、土用《どよう》の丑《うし》の日にウナギを食べる風習は、平賀源内《ひらがげんない》のアイデアという説があるそうですが、夏バテにウナギというのは、私は反対です。脂たっぷりのたんぱく質をこの時期に摂るのは消化に悪く、ただでさえバテている体に負担がかかってしまうからです。

昔は月に一度、我が家にはウナギの日がありました。長野県千曲川のウナギは大変なごちそうで、子供たちも喜んでいましたが、私が健康な食事と美容を研究し始めるようになると、ウナギがご法度となり、子供たちは残念がっていました。仕事の会食ではよくウナギが出てきますが、その日は私のところには顔を出しませんよ。おかしいでしょ。

私が夏によく食べるのはそうめん。夏に最適の食品です。この前テレビを見ていたら、そうめんに炒めた肉を合わせるレシピを料理研究家が紹介していました。せっかくあっさりと消化できる食材を、わざわざ負担をかける食材と合わせるなんて、日本の四季のメニューもヘンなことになったものだな、と思います。

秋は天高く馬肥ゆる、とはよく言ったもので、人も冬に備えてたくさん食べて、ふっくら太るのが正しい。里芋、レンコン、ゴボウ、ユリネなどの根菜やキノコ類、ナッツ類は夏にたまった疲れを取るミネラルが豊富です。この季節はたんぱく質も意識的に摂るようにします。魚や肉が好きなら食べてください。秋にやせると、春に栄養失調になって病気を招きますから、ダイエットなんてこの季節は気にせず食事を楽しみましょう。

冬は体を温める食べ物を。大根、カブなどの根菜や、カボチャがそうですし、栗、クルミ、ピーナッツなどのナッツ類の油脂も、お餅も体を温めます。栄養バランスがよく、体を温める鍋料理も楽しみましょう。

こうした四季折々の食べ方を、私は一日の時間帯にもあてはめて食べ分けています。明け方の四時から九時までが春、朝の九時から午後三時までが夏、三時から夜の九時までが秋、夜九時以降が冬に相当します。つまり朝食は緑の野菜とでんぷんをしっかり摂り、昼食は消化を考えて量を控えめにし、でんぷんや水分の多い野菜や果物を。夕食はたんぱく質、植物の油脂など栄養のバランスよく食べるようにします。

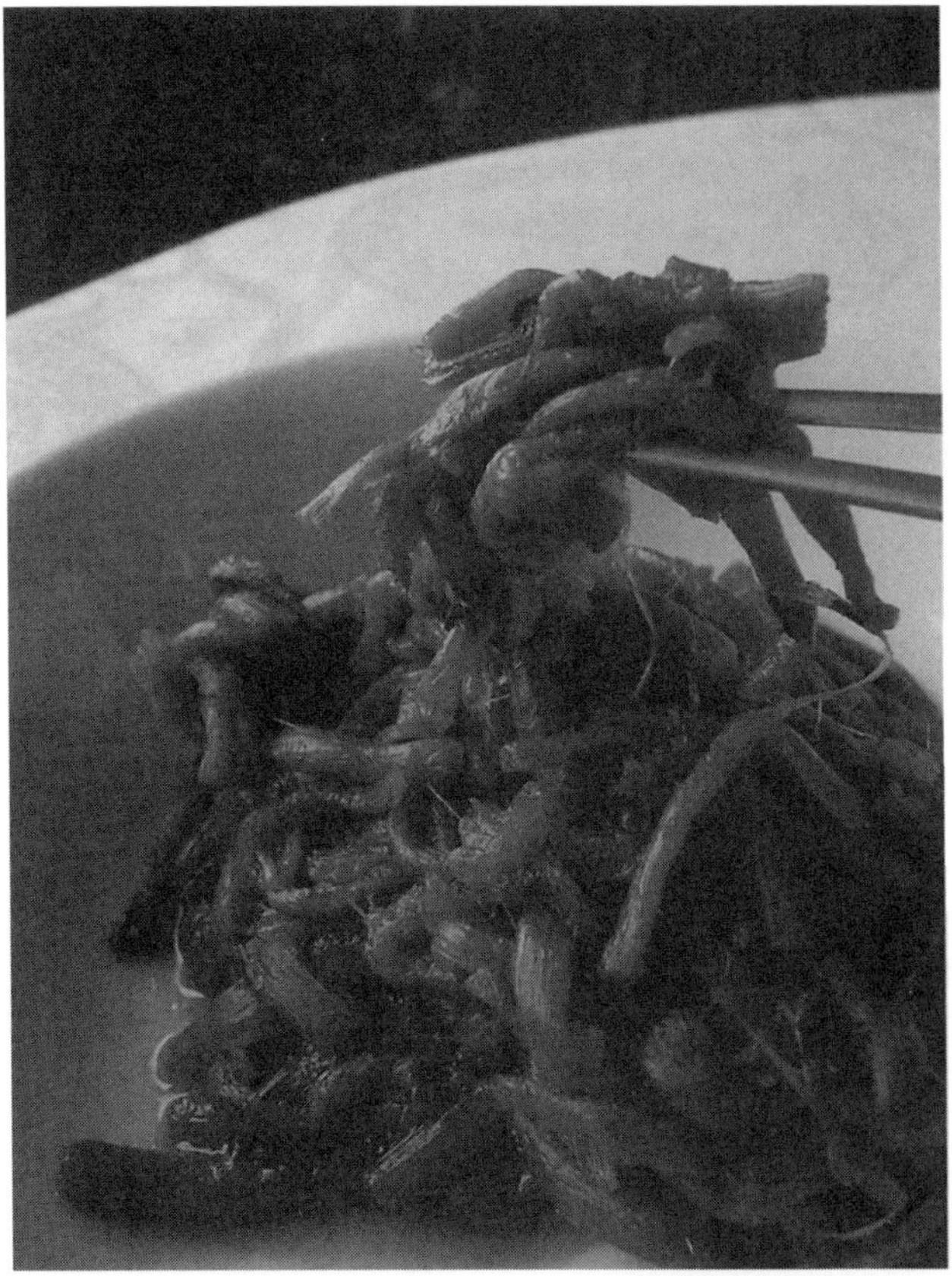

フキの煮物とフキ味噌。

フキやフキノトウの苦味は、春が近づくと無性に恋しくなるもののひとつ。手に入れたら固めに茹でて冷凍しておき、少しずつ料理に使います。フキを味噌、三《さん》温糖《おんとう》、しょうゆ少々で煮含めて“フキ味噌”に。フキノトウは刻んで味噌に加えて。おにぎりに塗って、焼くと、香りが立って食欲をそそります。

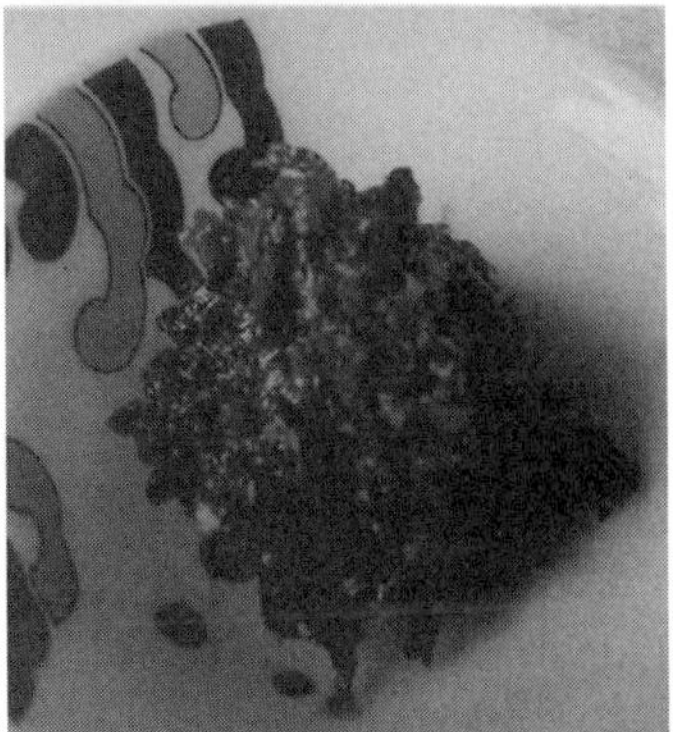

春夏秋冬の朝食と夕食。私の健康メニューをご紹介します。

春夏秋冬、朝食と夕食に私が何を食べているか、それぞれ一例を挙げてご紹介しましょう。私は基本的には昼食をいただきません。昼はお腹が空いた時のみ、おにぎりやそば、サンドイッチ、旬の果物で軽くすませています（45ページ参照）。人間、空腹の時間も健康にはとっても大切なのです。

〈春〉
露地《ろじ》栽培の新鮮な野菜を必ずメニューに取り入れるようにし、草木の新芽の苦味を、好んで食べます。好物の根三つ葉、ドクダミ、セリ、ヨモギ、ユキノシタが手に入ったら天ぷらに。ハマグリなどの貝類がおいしい時季なので、貝の刺身や蒸し焼きもよくいただきます。もちろんでんぷんもしっかり食べます。

春の朝食と夕食。

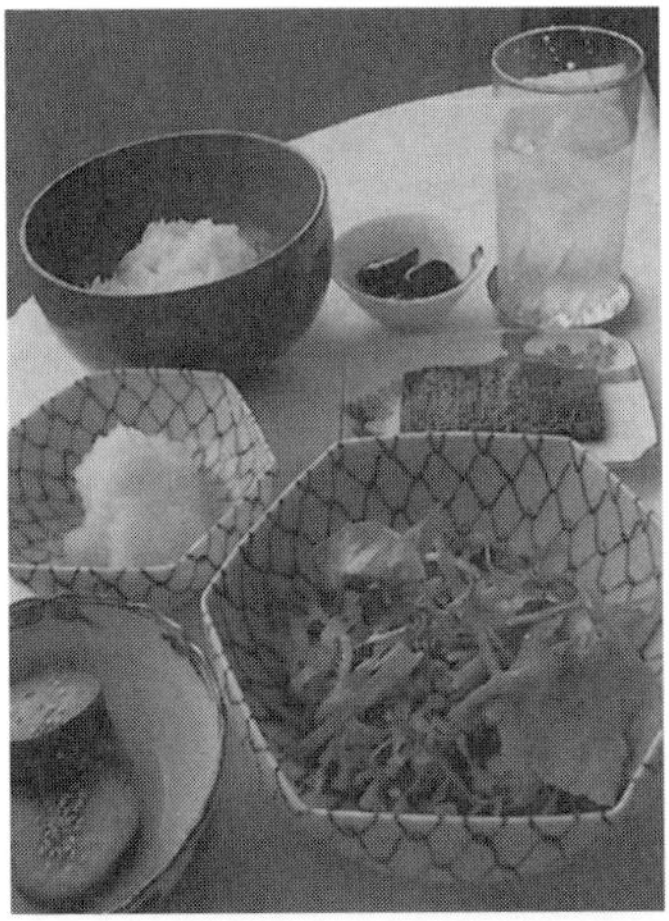

ご飯、イモ類などのでんぷんは、春に体がもっとも必要とするエネルギー源なので、たくさん食べるようにしています。サラダには新芽や旬の野菜を必ず取り入れ、春を感じながら食べています。

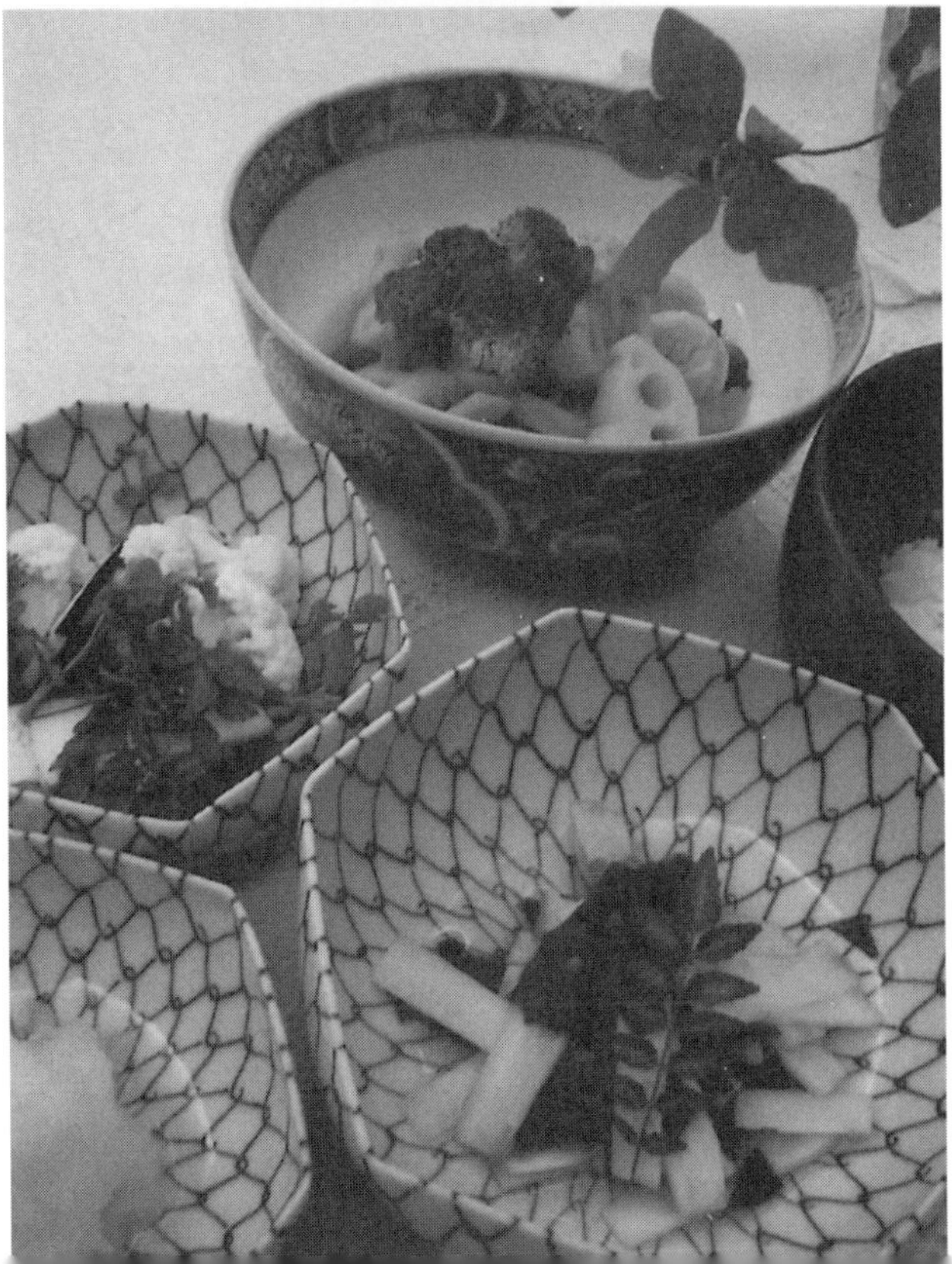

●朝食／ご飯　焼き海苔《のり》　大根おろし　サツマイモの甘煮　黒豆の黒糖煮
キャベツ、クレソン、空豆、タマネギ、アスパラガス、ブロッコリーの新芽の梅甘酢かけ
夏みかん　野菜ジュース　レモン汁
●夕食／ほたて貝、レンコン、ゴボウ、ブロッコリー、シメジの薄味煮
甘エビ、ウド、新ワカメの梅肉和え　フキの煮物
フキノトウ、カリフラワー、ブロッコリー、クレソン、三つ葉、パセリ、ナスのサラダ、梅ハチミツドレッシング添え　ご飯　夏みかん　サクランボ　大根おろし　レモン汁

〈夏〉

スイカとブドウは水分補給と便秘防止のため毎日食べています。魚は白身の魚を、鮎《あゆ》はとくに好物です。枝豆は塩茹でのほか、ミキサーにかけて精進料理の呉汁《ごじる》にもします。

●朝食／餅磯辺《いそべ》焼き　抹茶入り豆乳　リンゴ、キャベツ、レタス、夏みかん、キュウリ、クレソン、ニガウリ、タマネギ、セロリのサラダすりおろしリンゴとトマトケチャップ

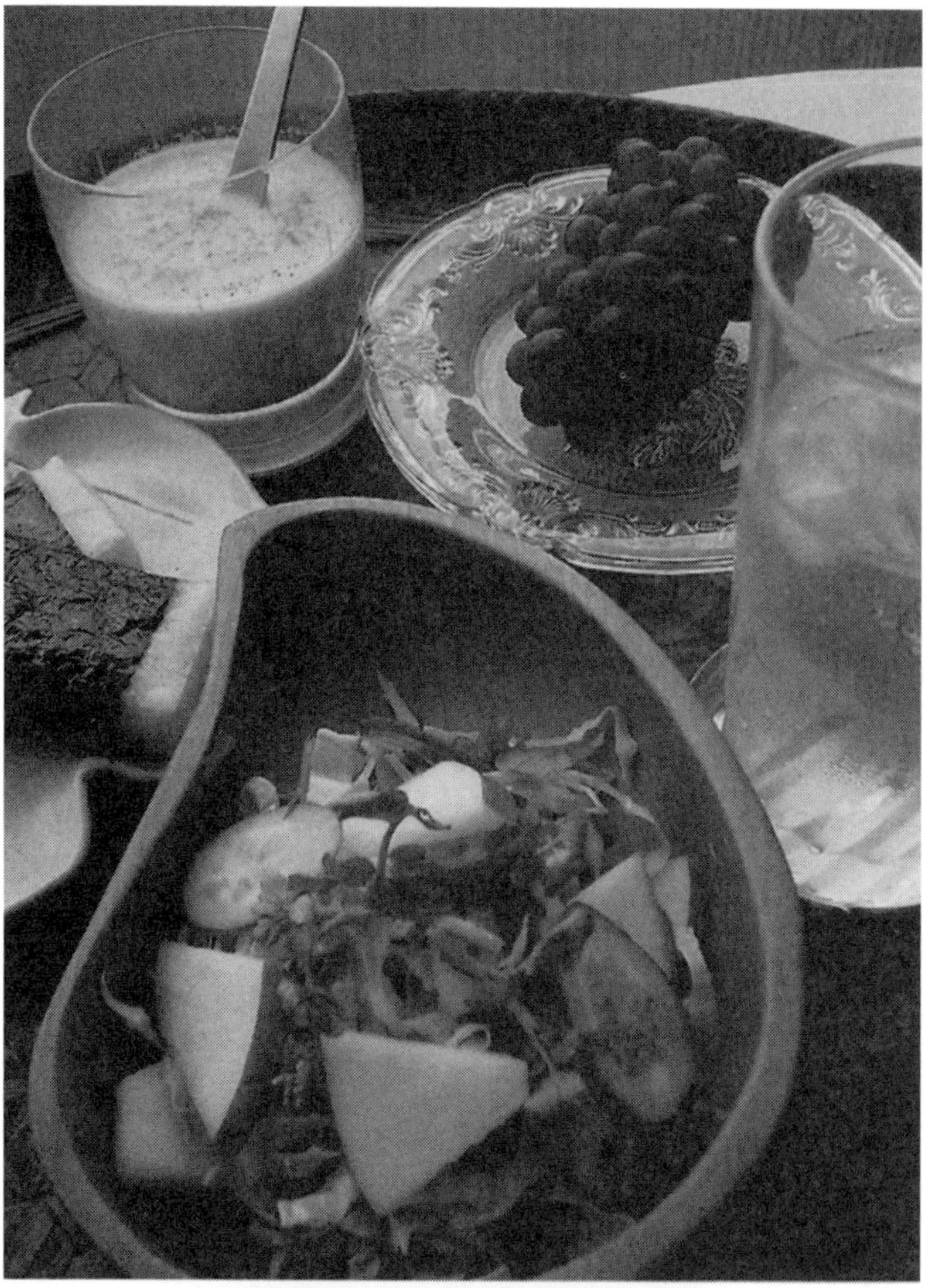

夏の朝食と夕食。

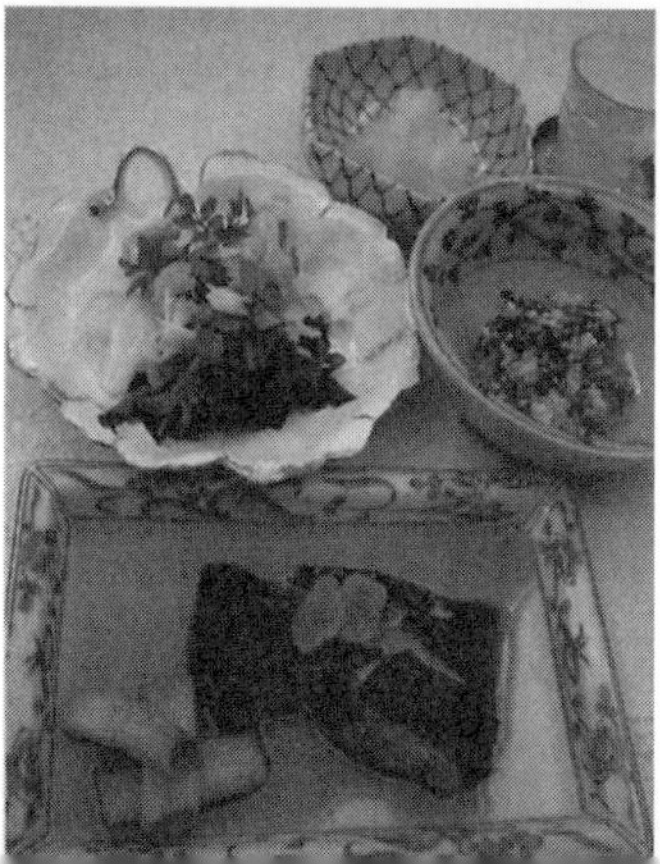

夕食の生野菜スダチ甘酢かけは、缶詰のカニを入れる。それぞれの材料は、食べやすい大きさに切り、三温糖と米酢で甘酢を作り、スダチを絞って加える。

のドレッシング添え　ブドウ　野菜ジュース　レモン汁
●夕食／カレイの薄甘煮ネギ添え　サザエの刺身　ホウレンソウの白和《しらあ》え　トマト
カニ、ワカメ、セロリ、キュウリ、大葉、タマネギ、キャベツ、クレソンのスダチ甘酢かけ
ご飯　スイカ　大根おろし　レモン汁

〈秋〉

マグロ赤身のしょうゆ漬けを使った、手巻き寿司もよく登場します。クルミやピーナッツをサラダにかけたり、夏にとっておいたカボチャの種を干したものを軽く炒って食べたりして、良質の植物の油分を摂るようにしています。
●朝食／焼きジャガイモ　リンゴ、キュウリ、ピーマン、レタス、タマネギ、干し柿、クルミのサラダ梅ハチミツドレッシング添え　メロン　豆乳　野菜ジュース　レモン汁
●夕食／カニちらし寿司（レンコン、インゲン、干しシイタケ、ニンジン）
しじみの白味噌汁　焼きぎんなん
カニ、白菜、菊、キクラゲ、クレソン、タマネギの酢の物スダチ風味

秋の朝食と夕食。

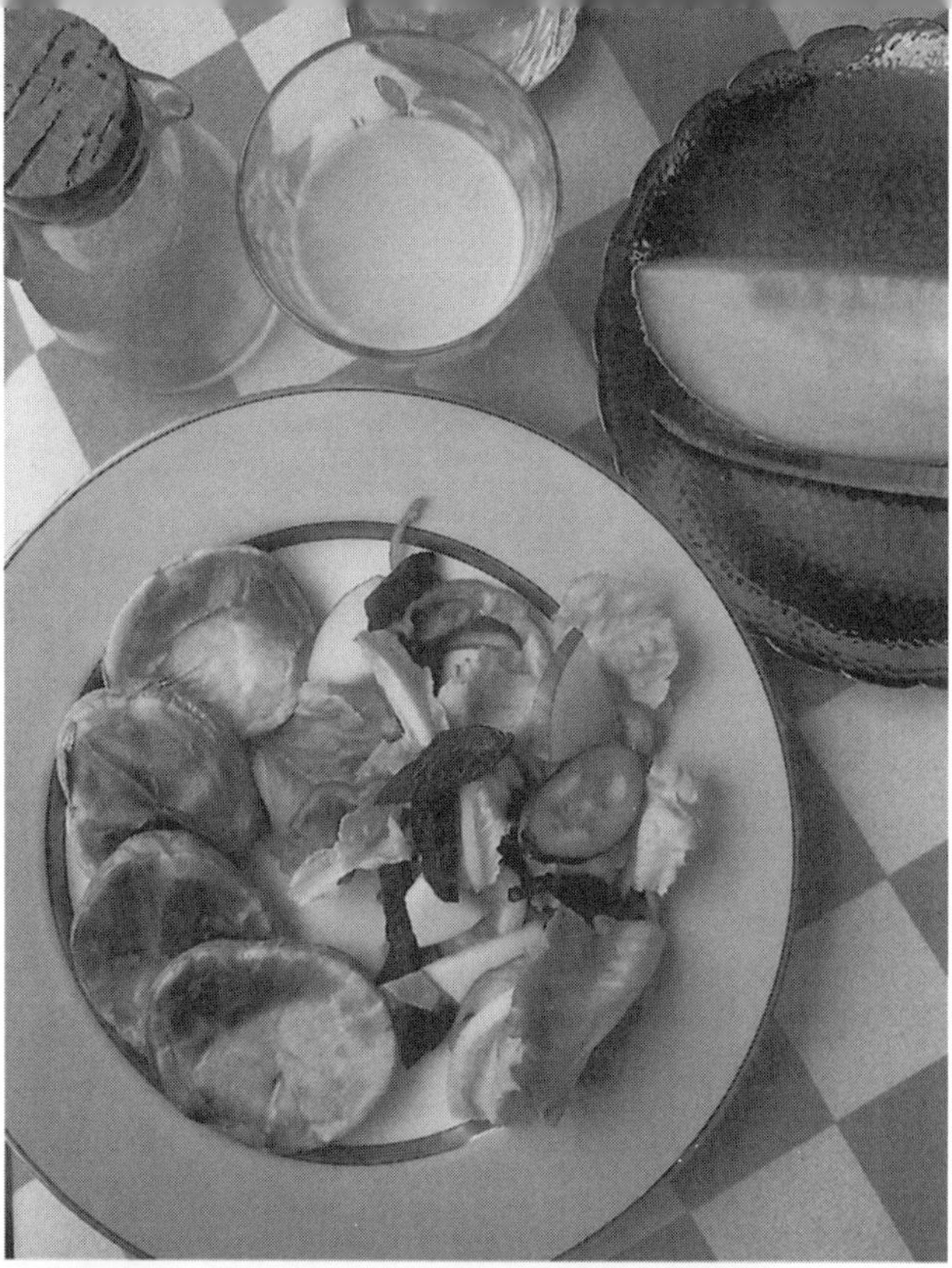

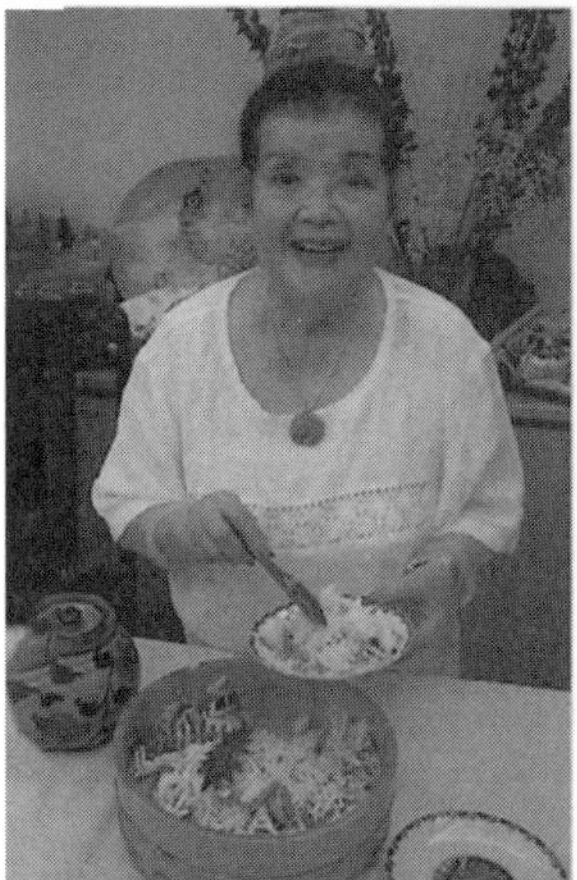

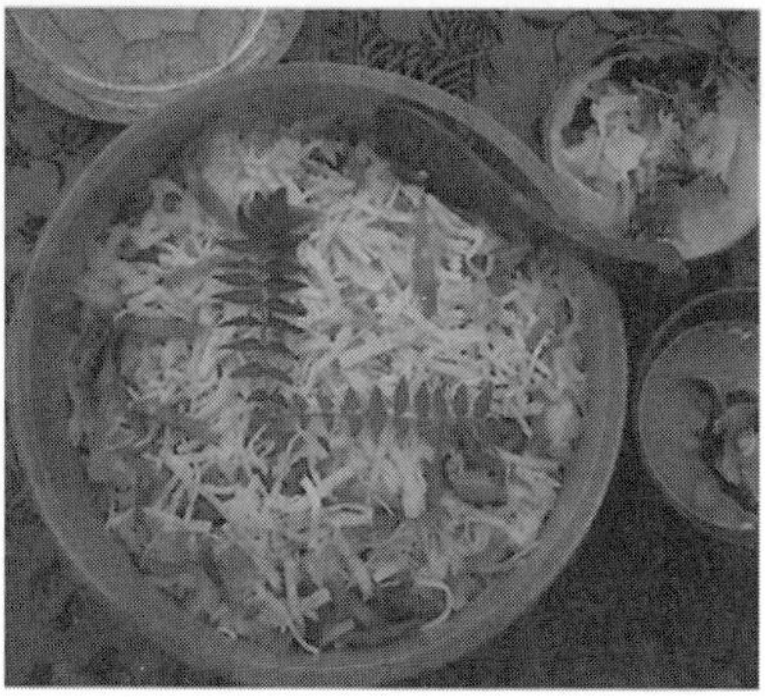

朝食の焼きジャガイモは、ジャガイモを厚めにスライスし、レモン汁をかけ、軽く塩をふる。オーブンかオーブントースターで、焦げ目がつくまで焼く。

柿とブドウ　大根おろし　レモン汁

〈冬〉

根菜の料理は毎日。根菜は小さく切るとなんだか見た目が寂しいですが、分厚く切って味をたっぷり含ませて、それなりの器に盛ると、立派な一品料理に仕上がります。魚がおいしい時季なので、刺身、焼き物、天ぷらと、いろいろな調理法で楽しみます。

●朝食／雑煮《ぞうに》（大根、ニンジン、山芋、里芋、シイタケ、三つ葉、岩海苔）
ブロッコリー、カブ、サラダ菜、シソ、ヒジキ、大豆のユズ甘酢かけ
ショウガの黒糖煮　イチゴハチミツかけ　野菜ジュース　レモン汁

●夕食／ふろふき大根ユズ味噌かけ　イカのウニ和えシソ風味
エビ、シラス、ワカメ、山芋、キャベツ、クレソン、オクラのユズ甘酢かけ
ご飯　みかん　大根おろし　レモン汁

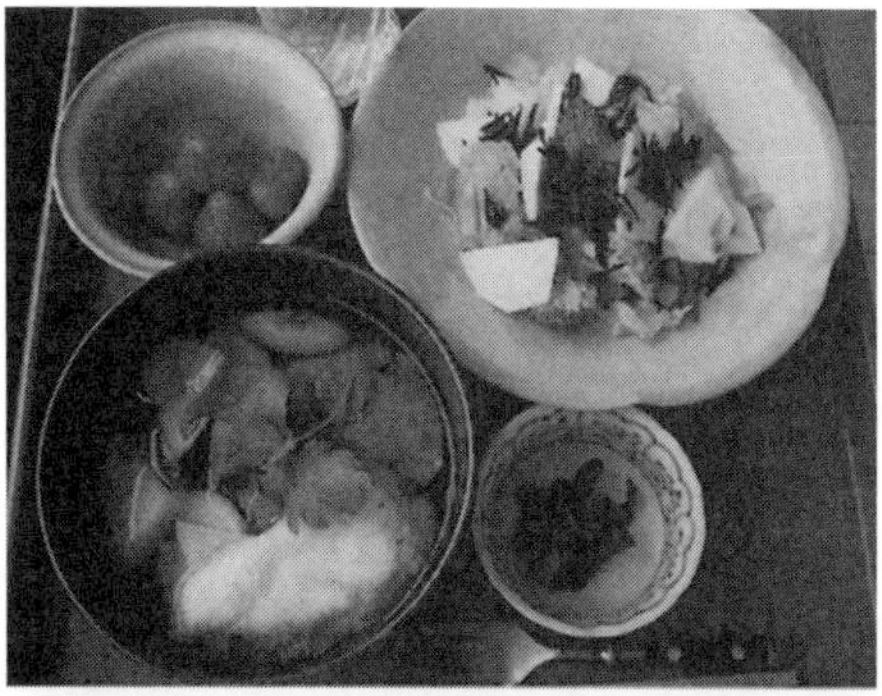

冬のメニューは温かい汁物が多くなりますが、薄味を心がけています。大根など根菜の煮物は時間がかかりますので、下ごしらえだけ前の晩にすませます。

冬の朝食と夕食。

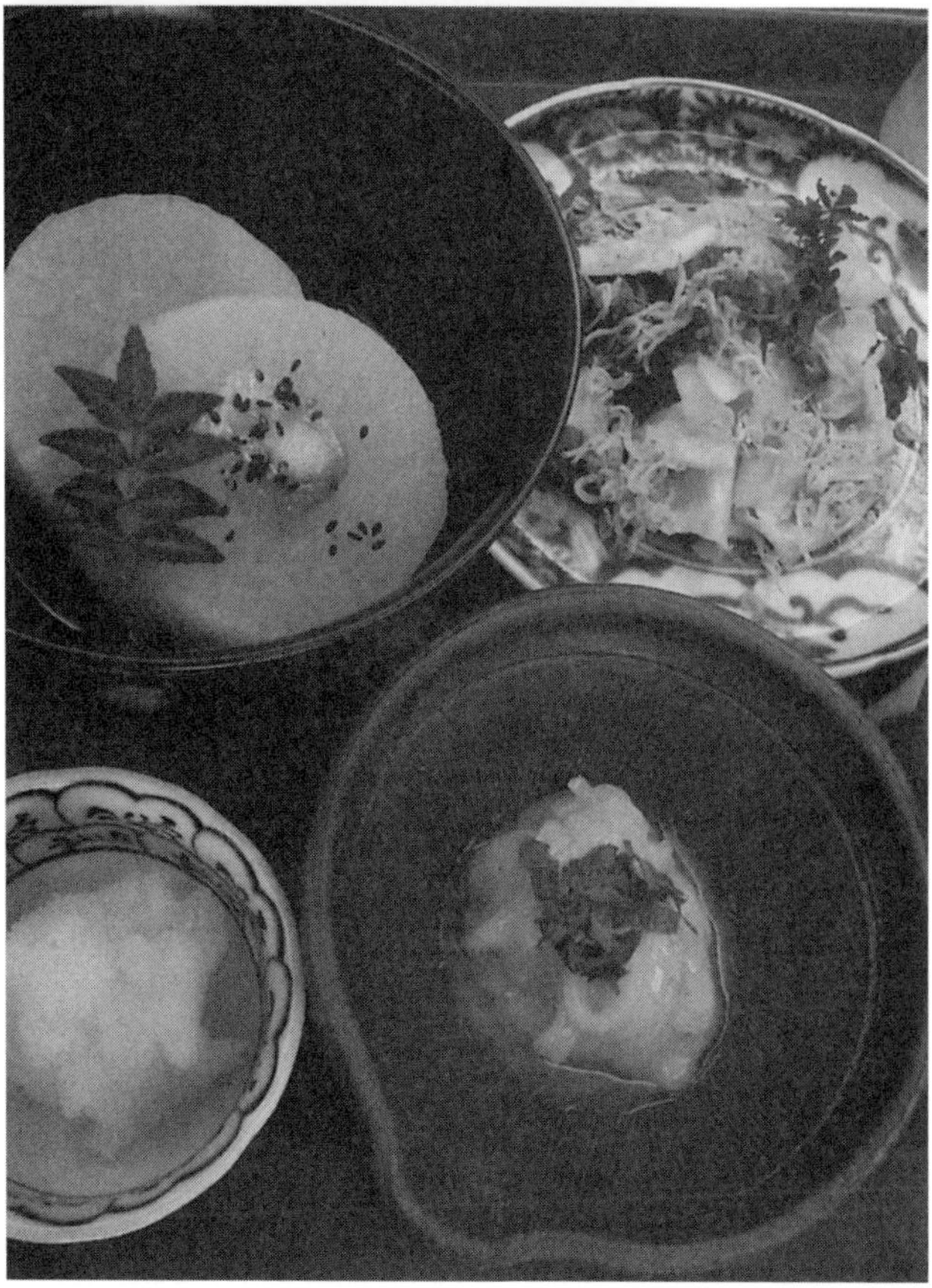

体を目覚めさせる、朝一番のメイ式葉緑素ジュースはいかが？

私は毎朝四時頃には自然に目覚めます。でもあんまり早く起きて動き回るのも家人に迷惑なので、しばらくはラジオを聴いたり、日記を書くなどしてベッドサイドで過ごし、六時から本格的に活動を開始します。

まずベランダに出て新鮮な酸素をいっぱい吸い込んだ後、キッチンに向かいます。朝一番の水を細胞に補給するためです。朝の目覚めの水は、夜寝る前に飲む水と同じくらい老化防止に効く、若返りの水なのです。水に含まれる酸素が眠っていた細胞を起こして、活発な活動をうながします。寝ている間に乾いてしまった体に、酸素と水はすばやく、細胞のすみずみにまで浸透します。胃腸は動き出し、脳は鋭く働くようになり、体の筋肉もシャンとします。腸が動き出すと、便通もよくなります。

ただの水でも十分なのですが、私はさらなる効果を狙い、体にいい〝メイ式葉緑素ジュース〟にして飲んでいます。

水グラス三分の一杯ぐらいにレモン汁半個分、カルシウム粉末と大麦若葉の粉末各ティースプーン一杯、ハチミツを適量、氷二つを入れ、シェイカーでシャカシャカ。何十年もシェイクしているから今じゃその辺のバーテンダーより上手よ。シェイクして酸素が十分に混ざったらできあがり。キリリと冷えた葉緑素ジュースを、唾液に酸素が混じるように、噛んで飲みます。

レモン汁と大麦若葉の葉緑素は、寝ている間に濁《にご》った血液をキレイにします。カルシウムとハチミツは、骨の強化と脳が活動する栄養になります。私はカルシウム粉末にパールの粉末を使っています。葉緑素は大麦若葉でなく、抹茶や煎茶の微粉末でもかまいません。

低脂肪、高たんぱくで頭脳にも効く豆類、イカ、カニ、エビ、貝類をいただきましょう。

午後六時は夕食の時間と決めています。毎日必ず時間きっかりにいただくの。食後から寝るまでに少なくとも四時間以上あけて、テレビでも見ながら時間をおくことで、胃腸が十分に消化できるよう助けたいから。

夕食には、動物性油脂の少ない良質なたんぱく質を食べるようにしています。私は、朝は食べても豆乳かヨーグルトのような低脂肪で消化のいいものだけ。朝から食べていては、せっかく元気に活動しようと思っても、エンジンがかかりにくくなってしまうのよ。一日の活動をほとんど終えた夕食に、良いたんぱく質を食べる。それが寝ている間に体に欠かせないアミノ酸になって、朝、摂り入れるでんぷんとともに吸収され、良質な栄養源になる、というわけ。

私の夕食に登場するたんぱく質は、まず豆腐などの大豆を原料とした食品や豆類。これらは言うまでもない良質な植物性たんぱく質です。脳のはたらきにいいといわれているグルタミン酸の他にも、カルシウム、脂肪、ビタミンBなどが多く含まれていて、まさに栄養の宝庫といわれる食品です。

動物性たんぱく質では、牛、豚、鶏の肉はほとんど食べず、魚介類を中心にいただきます。とくにイカ、カニ、エビと、貝類はひんぱんに食べます。白身の魚とイワシ、アジは時々。干物は塩分が強いからめったに食べません。タラコ、イクラなどの塩蔵品もしかり。マグロはトロみたいな脂っこい部位は食べず、赤身をたまにいただきます。

イカとカニ、エビなどの甲殻類、貝類は、脂質の少ない良質なたんぱく質と、カルシウムなどのすぐれたミネラルを含んでいます。ほかのたんぱく質食品とくらべて、たんぱく質、ミネラルの栄養バランスがいい、脳のエネルギー源となる、脳の機能を高める食品でもあるのです。

私はこれらをなるべく手をかけず、刺身か酢の物か、さっと火を通すだけにして食べています。簡単に手早くおいしくが、もうひとつの私の食事モットーですから、お客様の時も、手早くできてお待たせしない甲殻類・貝料理を登場させます。エビは一人何匹ね、なんて言いおいて、みんなでワイワイいただくのです（67ページの写真はその中でも好評の、ほうらく蒸しです）。

イカはワタを、エビ、カニは殻の中に入っているミソも大事にいただきます。体の栄養分がさらに凝縮しているところですからね、捨ててはもったいない。貝類は大好物。お寿司屋さんに行くと必ず「貝をかたっぱしから握ってちょうだい」と注文します。あと「レモン半分くださいな」とも頼むのです。イカ、貝類は消化しにくいので、ネタの上にシュッとレモンを絞って食べています。

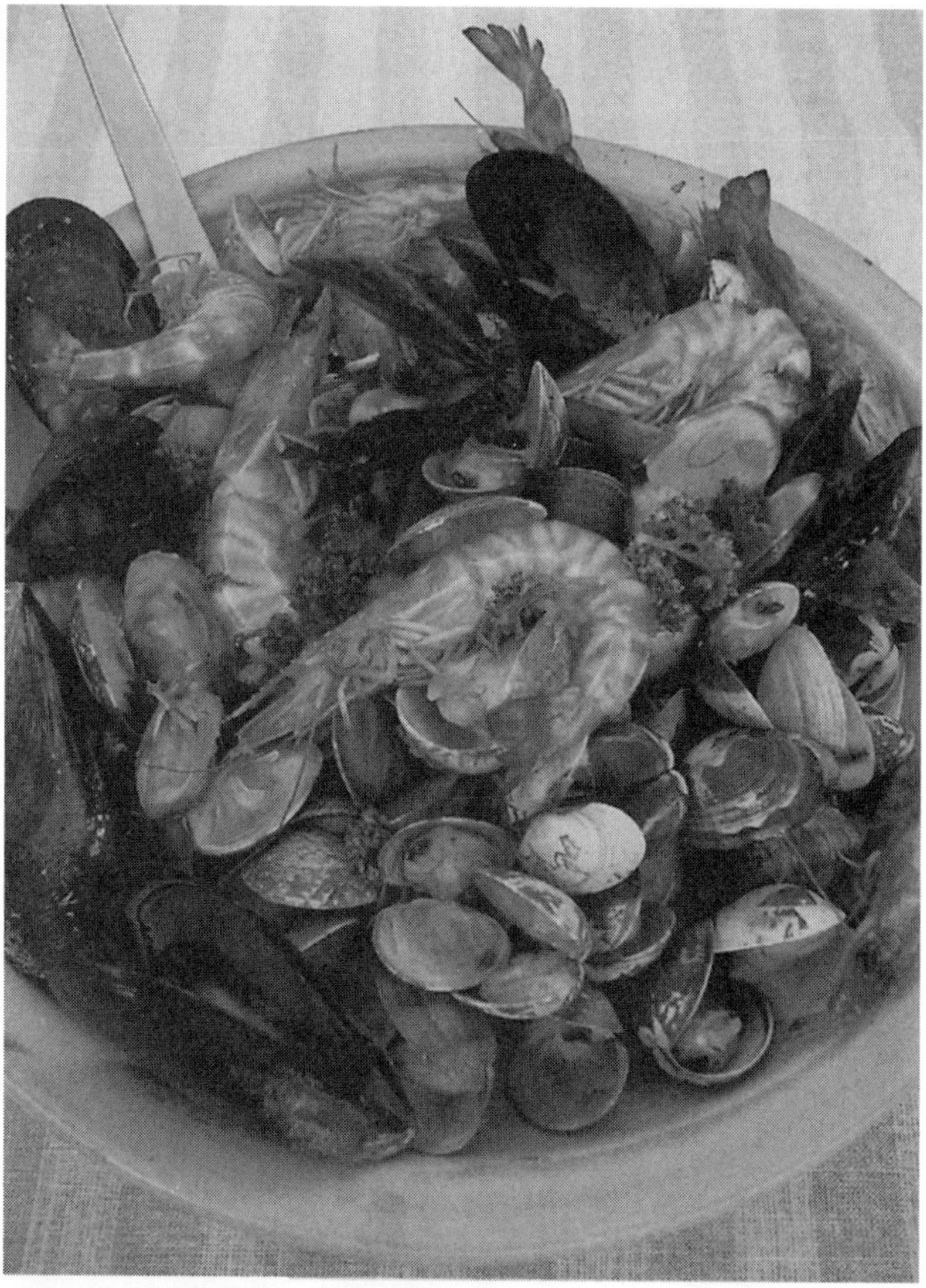

私の簡単・大好き料理、貝とエビのほうらく蒸し。

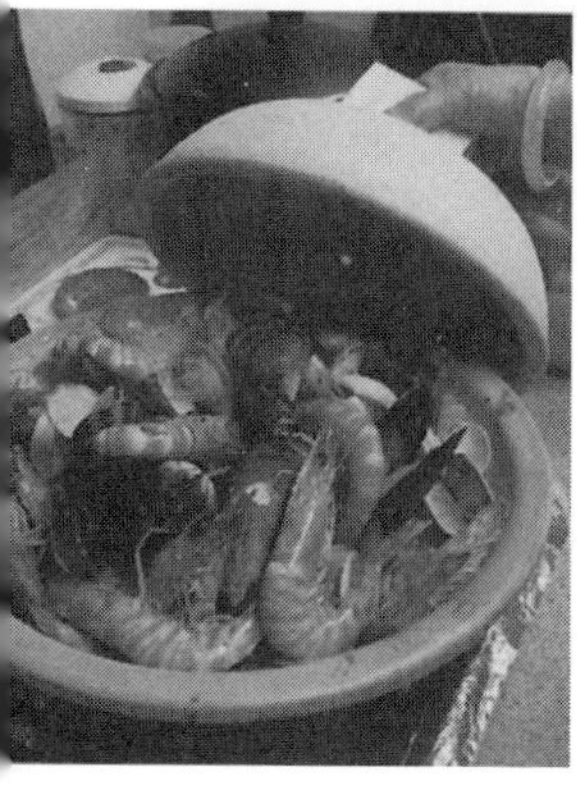

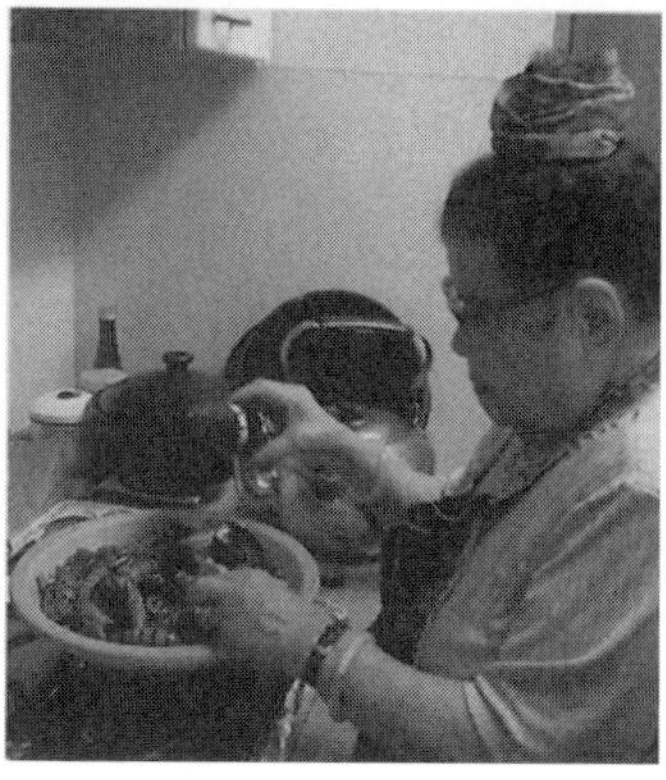

ほうらく皿、なければフタ付きの浅い鍋に貝・エビを入れ、日本酒を半カップ回しかけ、フタをして火にかけます。貝の口が開けばできあがり。塩は入れなくても貝の塩分だけで十分においしい。

ご馳走をいただく夕食は、消化を助ける大根おろしが欠かせません。

昼食をいただかない分、夕食は品数多くご馳走にして楽しんでいます。たんぱく質、煮物や酢の物、時には炒め物や天ぷらも。夕方五時半にお腹がぺこぺこになって家に帰るから、腹七分目を心がけていても、つい食べすぎてしまいます。過食にならないように、最初に果物を食べてお腹を満足させるように心がけていますが、私の年齢にしてはずいぶんとたくさん食べるほうだと言われます。

たんぱく質は摂るし、料理の品数は多いから、どうしても夕食は胃腸に負担がかかります。年をとると胃腸の働きが若い頃よりも悪くなってきていますし……。だから私は、食後にレモン汁を飲んで消化を助けるほかに、さらにもうひとつ、夕食の一品として大根おろしを小鉢一杯必ず食べるようにしています。

大根には、でんぷんの消化を助ける分解酵素アミラーゼが豊富に含まれています。さらに、胃粘膜を保護する効果のあるビタミンCも豊富です。また、ビタミンCは肝臓の負担をやわらげます。ただし火を通した大根にはこうした効果はありません。大根はおろすことで、さらに消化吸収がよくなります。おろし汁のほうにも栄養が含まれているので、大根おろしは絞らずに、汁も一緒に食べてください。

私は大根おろしにしょうゆをかけず、そのままいただきます。大根おろしがおいしいと感じたら体調がいい、逆にまずいと感じたらどこか具合が悪いのかしら、と見当がつくので、たんぱく質や油脂のあるものを避け、食事の量を控えます。

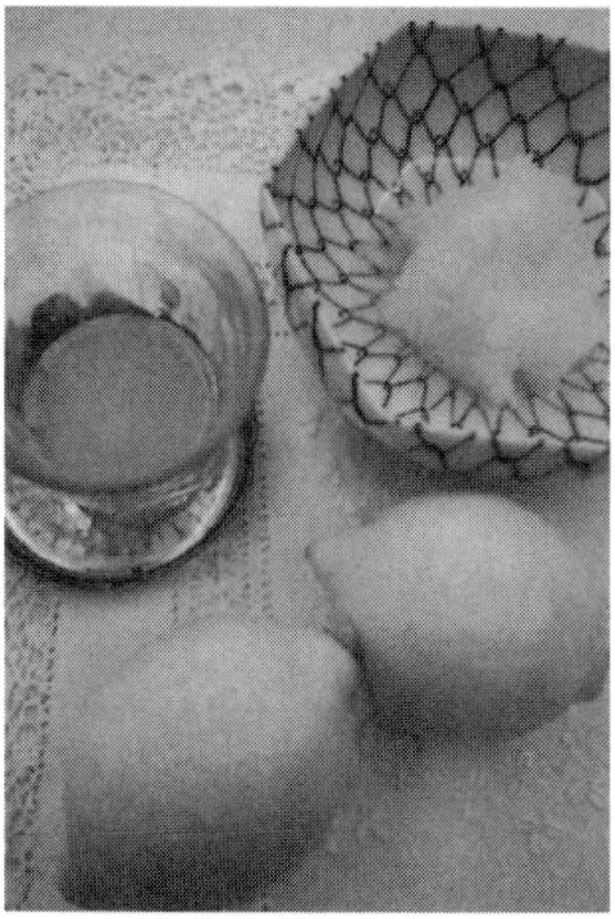

夕食にはレモン汁と大根おろしが欠かせません。

たまの外食は娯楽と割り切って楽しむ。でも食後必ず持参の抹茶でリセットします。

他の人と外食をする時、「私は健康のため、お肉は食べない主義なんです」なんて言ったら、イヤなおばあちゃんよね。お友達や知人と食事をする時は雰囲気もご馳走なの。思い切り楽しく食べるのが本当なのです。それに仕事柄、お客様との会食やパーティが多い人間です。重症の糖尿病を患っているならともかく、自分の都合で楽しい雰囲気に水をさすことは感心しません。

でもそういう時でなくても、私だってたまにはトンカツを食べたくなる時がありま す。お寿司屋さんには週に一回は行きます。築地にある、お隣の人とすぐに友達になれるような気取らないお寿司屋さんが、六十年以上前からの行きつけの店なのです。

お寿司は消化のいい酢の物ですから、イクラやトロを食べないこととお酒の量だけ気にしていればいい。トンカツやフランス料理、パーティのブッフェなどでは、楽しくいただきながらも、コツをわきまえた食べ方をします。といっても面倒なことではないの、要は付け合わせの野菜をちゃんと食べるということなのです。

トンカツならキャベツ、フランス料理やブッフェではレタス、クレソン、生野菜サラダ。付け合わせの青野菜には、たんぱく質の消化を助ける働きがあります。とくにキャベツには、胃もたれを防ぐ効果があるようです。クレソンにもすぐれた脂肪分解作用、解毒作用があります。付け合わせの生野菜を残さず食べ、脂身やバターは残します。

食後には加熱水分のコーヒー、お茶で塩分排出をうながし、そして必ず、持参している抹茶を水に溶かして飲み、リセットします。抹茶、つまり葉緑素の粉末のあの苦味には、動物性油脂などで体が酸性に傾くのを中和させる効果があります。自然の食品ですし、パーティ会場で胃薬を飲むよりも、よほどエレガントだと思うけれど、どうでしょう。外食の前後の日は、たんぱく質や油脂を摂るのを控え、かんきつ類をたくさん食べて、二、三日で元に戻るように調整します。ただし、外食は続けないことが肝心。体が元に戻るのに時間がかかってしまうから。たまの娯楽と割り切って、普段の生活の中で上手に楽しみましょう。

体と心を整えて、前を向く

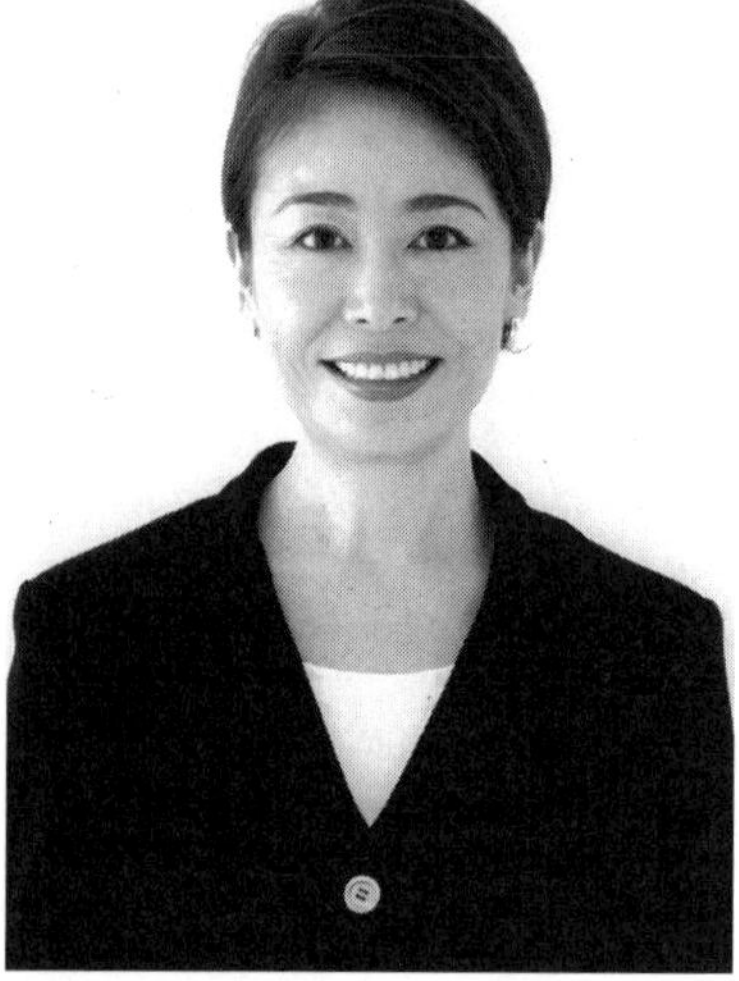

安藤優子

Yuko Ando

テレビ報道の世界で40年以上取材、生放送に携わる。テレビ朝日系「BIG NEWS SHOW いま世界は」「TV スクープ」「ニュースステーション」で、リポーター及びキャスターを務める。1986年のフィリピン政変のリポートで、ギャラクシー賞個人奨励賞受賞。フジテレビ系では、「FNN スーパータイム」「ニュースJAPAN」「FNN スーパーニュース」「直撃 LIVE グッディ！」などのメインキャスターを歴任。2019年に母校上智大学グローバルスタディーズ研究科において、グローバル社会学博士号取得。近著にその博士論文を書籍化した『自民党の女性認識「イエ中心主義」の政治指向』（明石書店）がある。同書籍で、尾崎行雄記念財団の咢堂ブックオブザイヤー2022の選挙部門で大賞を受賞。

二十代の後半頃は海外取材も多く、そのほとんどが災害や紛争、戦争などの過酷な現場でした。疲労困憊《こんぱい》して帰国した空港から、駆け込み寺のように、メイ牛山さんのサロンへ向かうこともありました。メイさんはいつも笑顔いっぱいで太陽のような方でした。人生の大先輩ですが、なぜか私と気さくにお付き合いくださって、いつしか舞台を見に一緒に出かけたり、食事をしたりする、年の離れたお友達のような関係となっていました。食事のアドバイスもよくしてもらっていました。それ以来、大麦若葉の青汁は、欠かさず飲んでいます。

My well-being

朝は内臓を休めたいので、青汁にプロテインやビタミンCのサプリメントをプラスしてドリンクとして摂取。お昼に炭水化物をしっかり摂り、夜は野菜と肉や魚を中心にいただきます。塩分と脂質を摂りすぎないように、なるべく自分で調理しています。

運動はトレーナーについて有酸素運動やストレッチをしていますが、体が整うと心も軽くなるように感じます。気分が落ち込んだ時は、窓を明けて深呼吸します。お風呂も大好きで、気に入った入浴剤を入れて湯船につかると、心身ともに柔らかくなる気がします。声を出して自分で自分を褒めて励ますこともあります。かける言葉で心も変化するので、不思議なものです。

メイ牛山・思い出写真館

3	2	1
7	6	4
		5

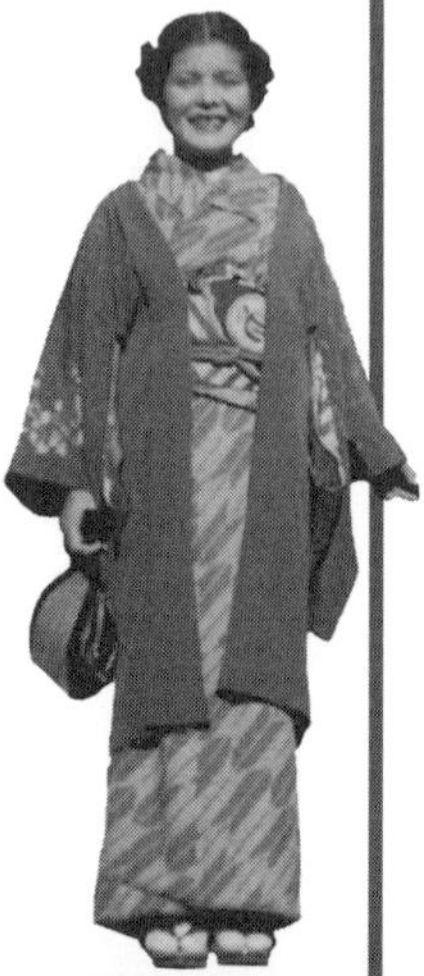

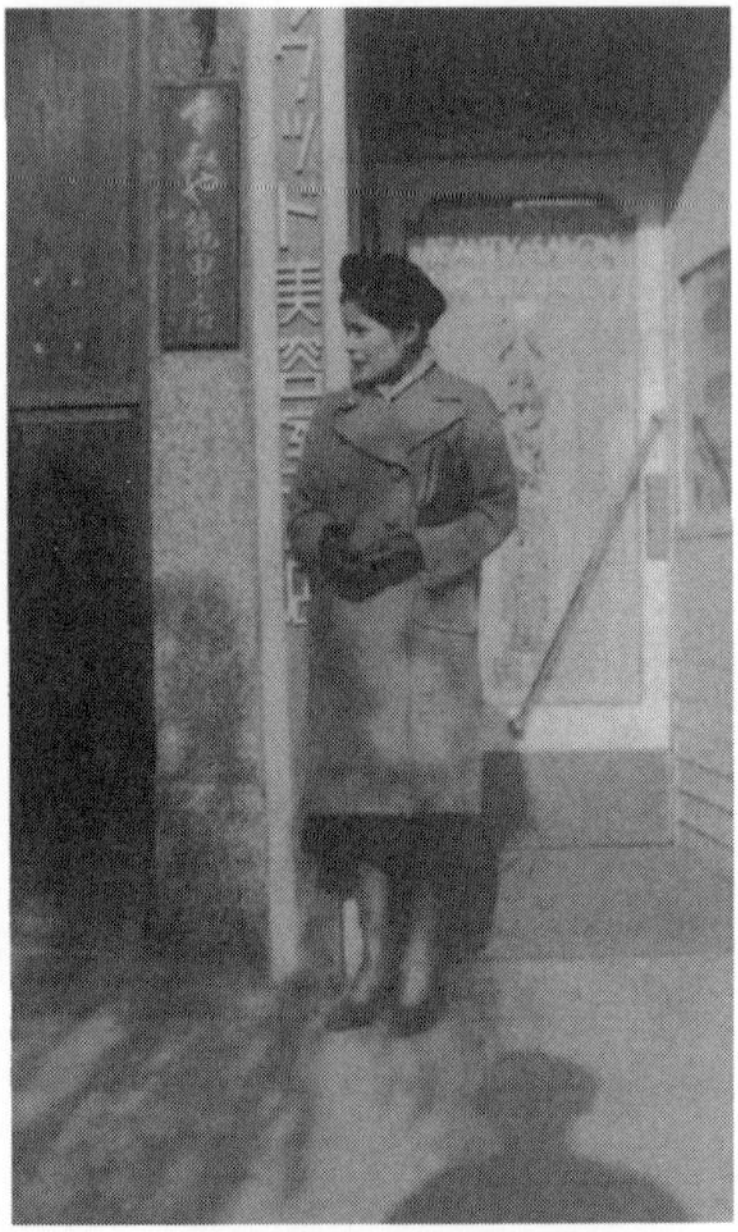

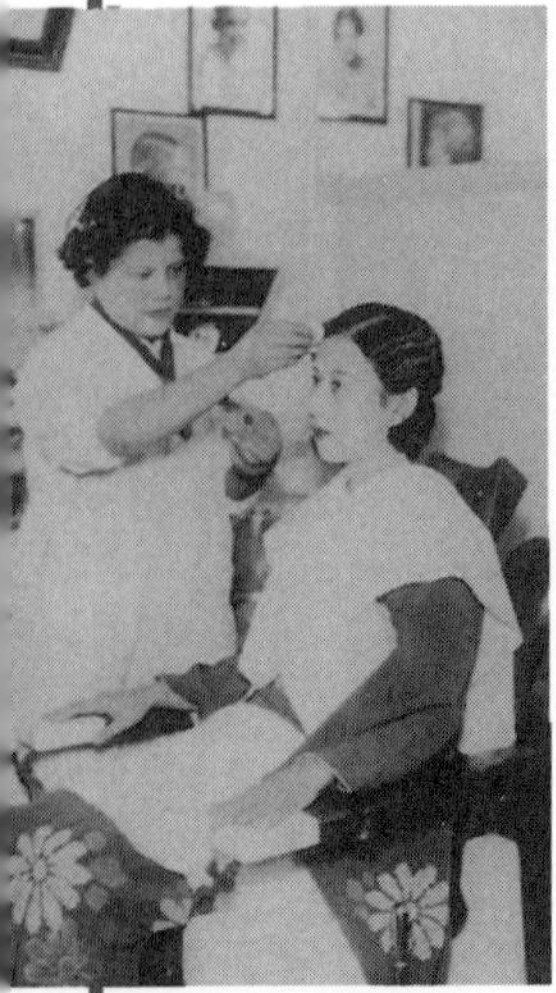

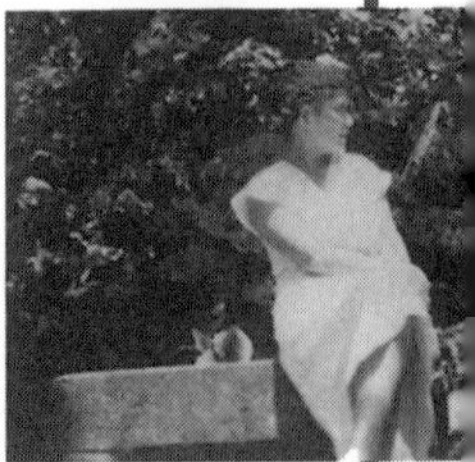

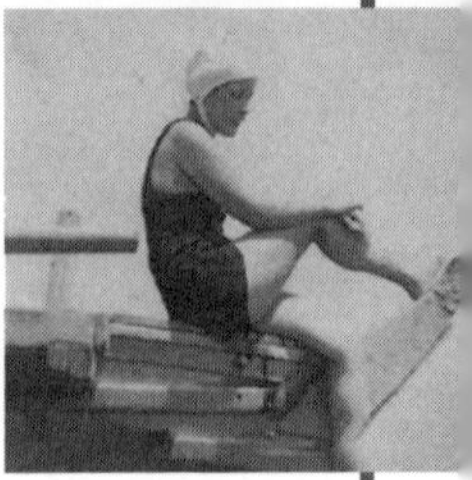

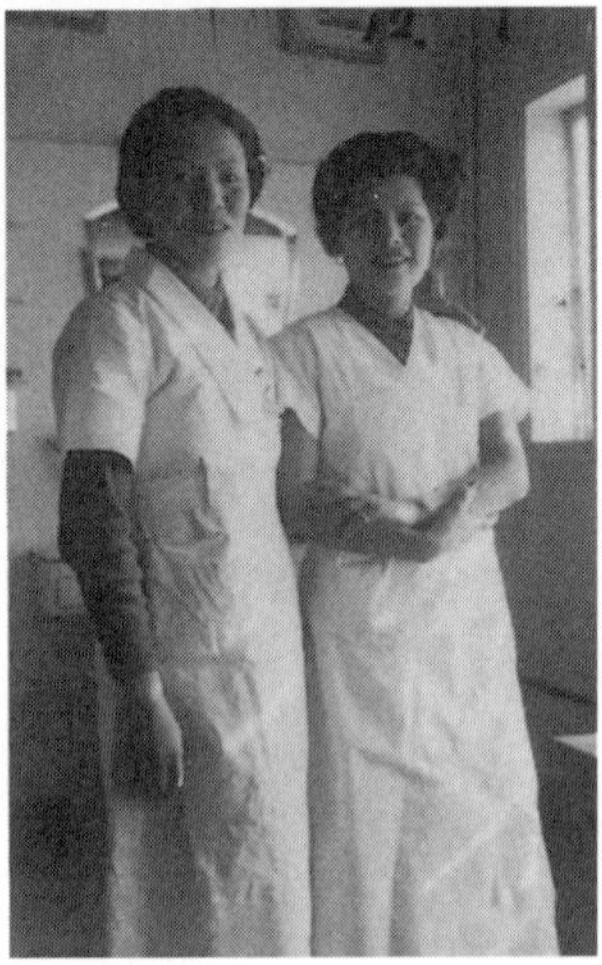

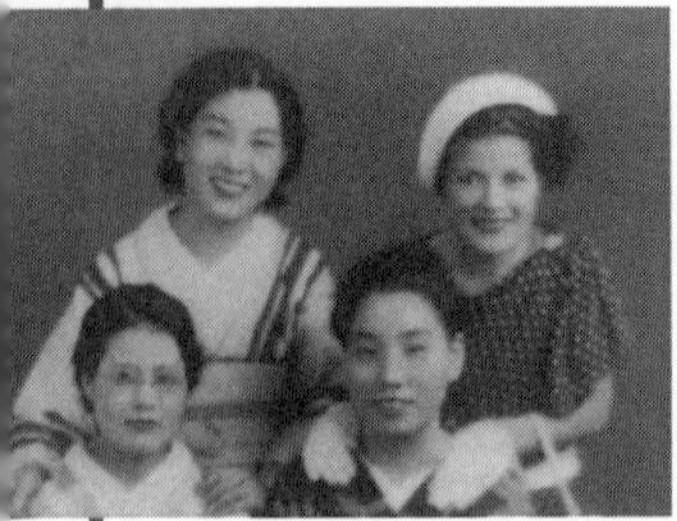

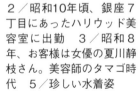

２／昭和10年頃、銀座７丁目にあったハリウッド美容室に出勤　３／昭和８年、お客様は女優の夏川静枝さん。美容師のタマゴ時代　５／珍しい水着姿

Part 2

体調が悪い時、私はこう食べて、すばやく治します。

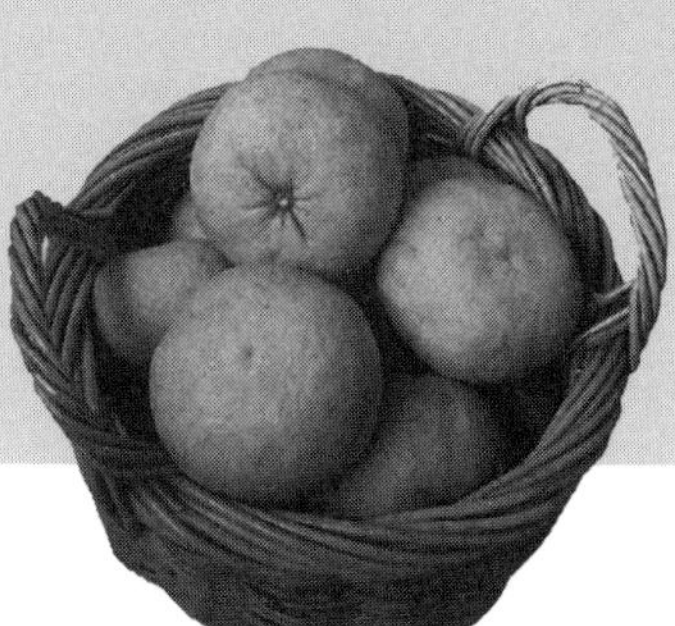

体の調子が悪かったら、昨日何を食べたか思い返してください。

自分の体のことを、知らない人が多すぎますね。

私のところへ体の調子が悪いと相談にいらっしゃる方の多くは、なぜ具合が悪くなったのか、少しも自分の食事の内容や生活を疑ってみようとしていないの。私から、アナタ、普段は何を食べていらっしゃるの？　と聞かれて初めて、肉だ脂だ、野菜は煮物ばかりだということが分かってくる。中には昨日何を食べたのか、思い出せない人までいます。

具合が悪くなったらすぐ病院へ行く、というのは、少々考えものだと思います。病院へ行けばそれで万事オーライだと思っている。確かに病気を治すのは医者の仕事ですもの、彼らは努力してくれますよ。でも病気を引き起こした原因、つまり生活習慣や食べているものの間違いは、やはり自分で直さないとダメです。修理工場で悪いところを修理しても、使っている油が悪かったら、また壊れてしまいます。医者は生活習慣を見直すようアドバイスしてくれますが、アレは、あとは自分で自分自身を管理しなさいよ、アナタの食べるものまでは面倒みませんよ、と暗に言い含めていらっしゃるのです。

私は普段の食事を自然食にしていますが、それでも体調を崩すことがあります。そうしたら、どうして体調が悪くなったのか、必ず原因を考えます。そして原因を突き止め、まず自分で治すよう心がけます。簡単なことですよ。

せめて食事の管理ぐらいは自分でしましょう。人間の体は食べたものでできているわけなのですから。今日食べたものは明日の栄養になります。「体の具合が悪い」とグチをこぼす前に、昨日何を食べたか、どんな生活をしたかを思い返し、病気のもとを自分で見つけるよう習慣づけてください。

一日二食でもバランスさえとれば、ＯＫ。胃腸の負担も軽く、快適な毎日を送れます。

「日に三回きちんと食事をしないと体に悪い」とか、「今日は二食しか食べてないから元気が出ない」などというように、一日三回の食事と健康の関係性についての話をよく耳にします。

もともと、人間は二食でした。三食も食べられるほど食料は豊かではなかったし、戦国時代にはそんな暇もなかったのではないでしょうか。天下泰平の世が訪れてから、生活全般が豊かになり、一日三回の習慣が浸透していったのです。

現在、「三食でなければならない」というのは単なる思い込みにすぎません。二食にしたからといって、栄養不足になるわけではありません。一日二食にすると、かえって生活も快適になります。「お腹がすいたなあ」と感じた時に食事をするのが一番おいしいはずです。

食事を一日二回にするとしたら、朝と夜の二回、朝食は一日の原動力に、夕食は翌日に備えるためにも欠かせません。また、一日三回で昼食を摂るとしても、朝の不足分を補う程度の軽いものがいいのです。ここで、食べすぎたり、カロリーの高い食事を摂ってしまうと眠たくなってしまいます。

自然界の動物に注目してみてください。エサを食べた後は消化吸収のために昼寝をしていますよね。この眠さは、まさに自然の摂理です。スペインやイタリアのようにお昼寝タイムや長めのお昼休みがあればいいのだけれど、日本人にはその習慣がありません。ですから、眠くならないような食事の摂り方をしなくてはね。

ただし、例外もお忘れなく。一日二回の食事は、育ち盛りの子供や運動量の多い人にはオススメできません。一日三食、栄養をたっぷり補給してあげましょう。

毎日の食事で夫のガンと向き合ったその結果。

夫の故牛山清人《きよと》は、もともと「病気の問屋」と言われるくらい体が弱い人でした。米国での生活が長かった夫は、私と結婚してからも洋食を好み、我が家の食卓には毎日肉食に偏った料理ばかりが並んでいました。そのせいでしょうか、家族全員の体調がすぐれず、夫はとくにひどく、アレルギー性鼻炎で、胃弱で下痢してばかり、痔持ちで、前立腺も患っていて、蚊に刺されただけですぐ化膿する、といった調子でした。私が、自然食でみるみる体の調子が良くなったので、「肉食ばかりはヤメテ」と言っても、家では私の自然食に付き合う一方で、私に内緒で子供たちとウナギやステーキを食べに行っていました。

完全看護の大病院に検査入院することになったのは、夫が七十七歳の時です。かつては八〇キロ近くあった夫の体が数か月で痩せ細ってしまったからです。ふらふらで立っているのもやっとでした。医者は夫には「胆石《たんせき》」と言いましたが、こっそり私を呼び、「ご主人はすい臓ガンです。手術しなければ、あと三か月の命です」と告知しました。「手術をしたら助かりますか」と尋ねると「やってみなければ分かりません」との返事です。

これはダメだ、このまま病院にいてもおそらく死んでしまう。私は夫の寂しがり屋な性格も考え、どうせ死ぬなら我が家で看取《みと》ってあげよう、そう決意したのです。「自宅で療養させます」という私の言葉に、医者は猛反対、院長先生にも止められました。無理もありません、その時夫の顔には黄《おう》だんが出ていたのです。でも今思い返しても、あの決意の瞬間は、まさに運命の分かれ目だったと思います。

私は夫を自宅へ連れ帰り、すぐさま食事療法家である故栗山毅一先生をお呼びして、自宅療養のアドバイスをもらいました。自宅に帰ったせいかホッとして妙に楽天的な気分になりました。体にいいものを食べてのんびり休んでもらおう。こうして夫のガンと向き合う日々が始まりました。

帰宅後すぐにしたことは浣腸です。浣腸をして、腸をキレイな状態にしました。腸が空になると、口から入ってくる新鮮で加工していない食材がよりいっそう吸収され、効果を発揮するのです。看護師さんは病院で浣腸をして排便があったと言っていましたが、たくさんのバリウムが出てきました。

それから野菜中心の食事への切り換えです。まず青汁です。パセリ、セロリ、春菊、クレソン、三つ葉など、緑の濃い野菜を、最低三種類以上、水でさらさず栄養を逃さないようにしてすりこぎで擦りつぶし、布で漉し汁にします。このままではアクが強すぎて胃を荒らすので、レモン汁半個分を加えて薄め、お猪口に一杯二〇ccずつ、一日四回飲ませました。

酸の強いかんきつ類のジュースも飲ませました。夏みかん、グレープフルーツ、とくにネーブルは利尿作用があるのでよく飲ませました。旬ではない時季は苦労して探して、それこそ日本中探して取り寄せていましたね。もちろん水は一日に何度も口に含ませて、体が乾かないように、酸素不足にもならないようにしていました。

ガンと告知されて間もない頃は、固形物がのどを通らない状態だったので、生のサツマイモをすりおろし、リンゴのすりおろしと混ぜ、ハチミツをかけて食べさせました。

サツマイモ、リンゴとも体を温める効果があり、食物繊維が便通を整えます。生ですから酸素もあり、すぐ消化されエネルギーになります。量はわずかテーブルスプーン二杯ずつ。やはり一日に四回に分けて摂ります。その時の体にはそれで十分だったようです。しばらくすると待ちに待った正常な便通があり、食欲も出てきました。

療養中は、水、青汁、かんきつ類のジュースを基本にして、普段とほとんど変わらない食事を少量ずつ三度食べさせました。白飯と生野菜、果物。こまめに食べさせましたね。夕食には、動物性脂肪のない良質なたんぱく質を少々。煮豆に、エビ、白身の魚。夫は刺身が嫌いだったので、さっと熱湯で湯がいてレモン汁を付けて、二、三切れをお膳に出しました。酢の物も嫌いだったけれど、酢や海藻は体にいいと勧めました。食後のレモン汁は欠かさず飲んでもらいました。

こうした食事を毎日続けるうち、ますます食欲が出て、元気が出てきたの。一年経った頃には見違えるほどになりました。病院から出てきた頃はガリガリに痩せて、寝ている掛け布団が平らに見えたのですが、体がふっくらとして顔にツヤが出て、以前と変わらない生活が過ごせるようになりました。前は〝超〟がつくかんしゃく持ちだったのが、穏やかになり、温厚になったと人から言われるようにもなりました。

夫は回復後も青汁やかんきつ類のジュースを飲む生活を続け、病気から十七年後、骨折がもとで寝たきりになった後、二か月たらずで亡くなりました。九十四歳でした。ガンと告知されて以来、薬に頼らず、食事はどうしてもはずせない会食以外、私が作ったものだけを食べました。健康な晩年でした。

ちなみに同居していた私の母も、亡くなったのは九十四歳。そして私はただ今九十一歳、健康でますます元気。長寿の秘訣は食事だと、自信を持って断言できるゆえんです。

人には私のしたような、病人を病院から家に連れ戻すような暴挙は、勧めません。まず医者の言うことをきちんと守るのが正しいと思います。でも、もし自宅で療養するのでしたら、私の食事方法は、やってみる価値が大いにあるはずです。

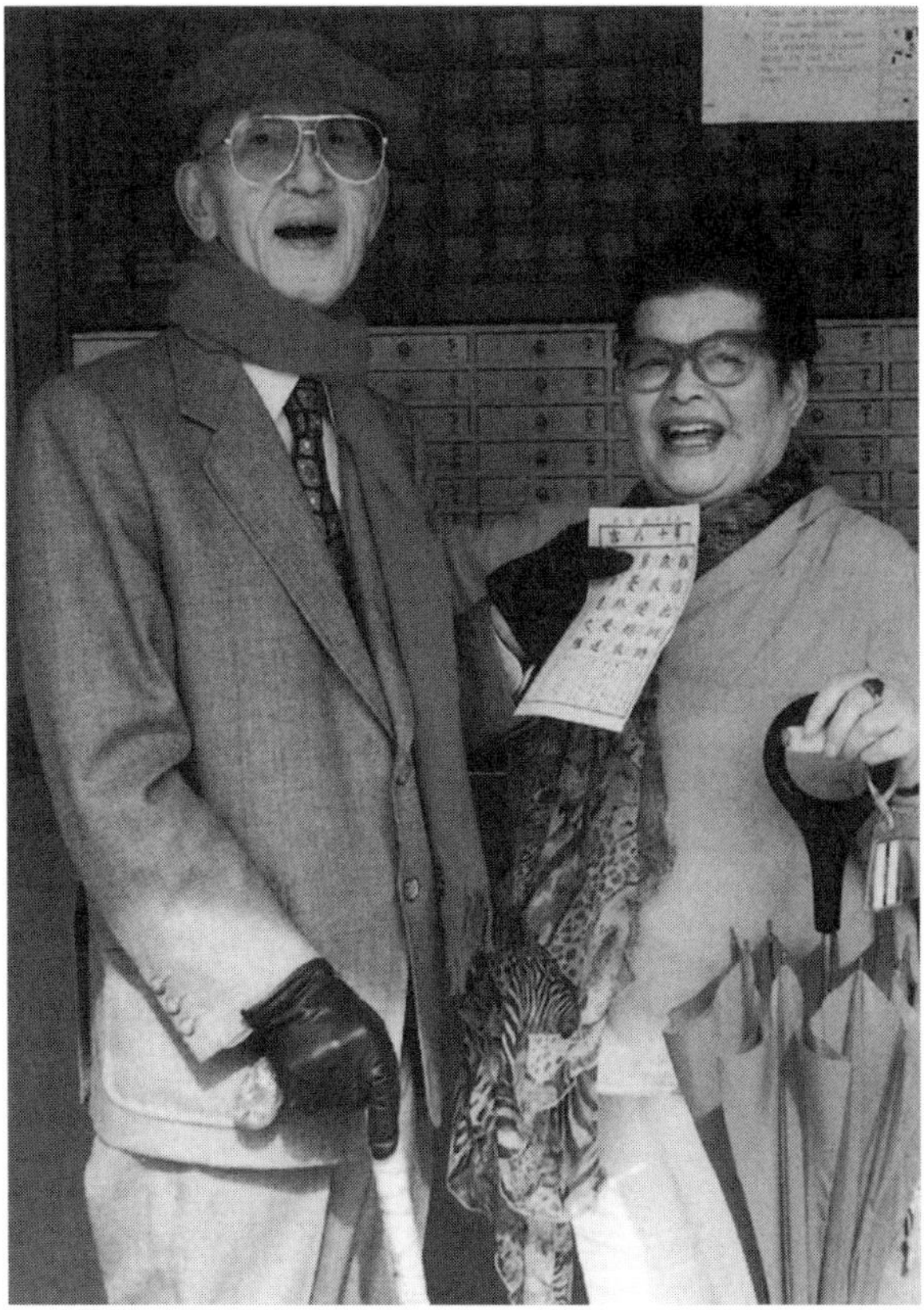

仕事でも私生活でも、
私たちはいつも一緒でした。

結婚にあたって私は、よき妻、よき母、よき仕事上のパートナー、よき栄養士、よき看護師になると誓いをたて、実行しました。夫とは金婚式を過ぎ、亡くなるまで一度もケンカをしたことはありませんでした。1990年、浅草のお寺で吉のおみくじを引き、喜ぶ夫と。

青汁とかんきつ類のジュースは、酸化した体を蘇らせる万病の薬です。

青野菜で作った生の青汁とかんきつ類のジュースは、自然がもたらしてくれた万病の薬なのではないかしら。私は以前からこう考え、日々この思いを強くしています。

もちろん、毎日水、生野菜、果物を食べ、そして多量な動物性油脂や加工食品、疲労やストレスを、体内に入れないというのが肝心です。こうした食事の基礎があって初めて、青汁やかんきつ類のジュースの素晴らしい効能が、生活習慣の悪化による病気や不快な症状にフルに発揮されるのです。

ガン、とくに胃や腸の消化器のガンは、食事を改善することで未然に防ぐことができる病気、という認識が、近年医師や栄養士たちの間で広まっているそうです。2型糖尿病、脳卒中、高血圧、高コレステロール、高脂血症もまた、普段の食生活が原因の一端であることも明らか。アトピーなどのアレルギー性疾患や、自律神経失調症も、体の血や細胞が悪化、酸性化しているのが原因で、体内のホルモンバランスが崩れたのだと私は考えます。イライラ、倦怠《けんたい》感、物忘れといった不快な症状も、食事が原因のひとつかもしれません。

病気や症状に悩まされる前に、健康的な食事を心がけるべきですね。しかし時すでに遅し、かかってしまった場合でも、気長に健康的な食事を続けること、青汁とかんきつ類の酸を取り入れることで、体質は徐々に改善されていきます。

Part1「レモン一個があれば、気軽に確実に、体質改善できます。（22ページ）」でも述べましたが、かんきつ類の酸の効果は科学的に証明されています。青汁も科学的にはまだ未解明な部分がありますが、酸と同じような作用があります。ちなみに私が毎朝飲んでいる粉末の葉緑素は、生の青汁の簡略版です。青汁を作るのが面倒な人、味ゆえに敬遠している人は、抹茶などの葉緑素を飲めばいいのです。でもね、ほんとうに体調をよくしたいと考えているなら、苦手でも青汁を飲んでください。持病があるのに、何もせず手をこまねいているなら、まず青汁、かんきつ類のジュースから始めてください。

多くの女性同様、私も甘いものが大好き。上手な甘味の摂り方、考えました。

私、甘党です。とらやの羊羹《ようかん》、銀座木村屋總本店のあんぱんはどちらも大好き、おやつの時間に欠かせません。木村屋のあんぱんは、銀座へ行ったら必ず立ち寄り、自分でショーウインドウを覗いて「くださいな」って買ってくる。買いに行くのが楽しみなんです。

私はほとんど毎日甘いものを食べていますが、だからといって太って病気になるわけでもありません。現在一四五センチ、五三キロ。みなさんご承知の通りのズンドウ体型ですが、自然食を始める前はもっと太っていました。自然食で体調が改善されてからは、体重はほぼ変わりなく、安定しています。今が私にとっての適正体重なのですね。ダイエットをすることもなく、大好きな甘いものを控えることもなく、自然のままにしています。

四十代以降の方には、太ると病気になる、成人病になるからと、甘いものや果物を控えている方がいます。それ、違いますよ。甘いものを食べるから病気になるわけではなくて、動物性たんぱく質や脂肪、塩分の摂りすぎ、アルコールの飲みすぎなどの乱れた食生活が、不健康な肥満を招き、病気になる原因なのです。甘いものだけがいけないのではないのです。

とはいえ、私だって何のルールも見境もなく甘いものを食べているわけではありません。甘いものの食べ方にも、ちゃんと健康を保つコツがあります。

砂糖は味もコクのある黒砂糖と三温糖を使っています。

我が家で、〝甘いもの〟といったら、小豆など豆の甘煮を指します。大福や羊羹、あんぱんを買い置きするほかに、自宅でも、小豆や黒豆、花豆などの甘煮を作り置きしています。これらはサラダなど料理に使う豆類と一緒に、一度にまとめて素茹でして冷凍しておき、必要な時に必要な量だけ取り分けて、甘く煮付けて作ります。自宅で味付けしたものだから、甘さの加減がちょうどよい。砂糖の量も控えめになります。

小豆など豆の甘煮を、食事の後にほんの少し、例えば黒豆なら二、三粒だけ盛って食べます。食後の甘いものは、これくらいの量でも十分満足できます。また、これだけの少量でも消化を促進する作用があるし、豆類は体を温める作用もあるので、夕食後、寝る二時間くらい前に食べると、夜中に体が冷えてトイレに起きるということもありません。仕事や勉強のしすぎで脳が疲労している時にも、小豆などの豆類の甘煮は効き目があります。豆や黒糖に含まれるブドウ糖が、食べるとすみやかに脳に届き、疲れが癒やされ、元気が出ます。甘いものを食べるとやる気も出てきます。

果物は、三時間以内に消化してエネルギーになるので、活動を開始する朝に最適です。しかし果物に含まれる果糖は太りやすいので、太るのを気にする方は、午後三時以降には食べないほうがいい。私の場合は、食事をついつい食べすぎてしまう傾向があるので、胃腸に負担をかけないためにも、朝食、夕食とも最初に果物を食べて、お腹を満足させるようにしています。

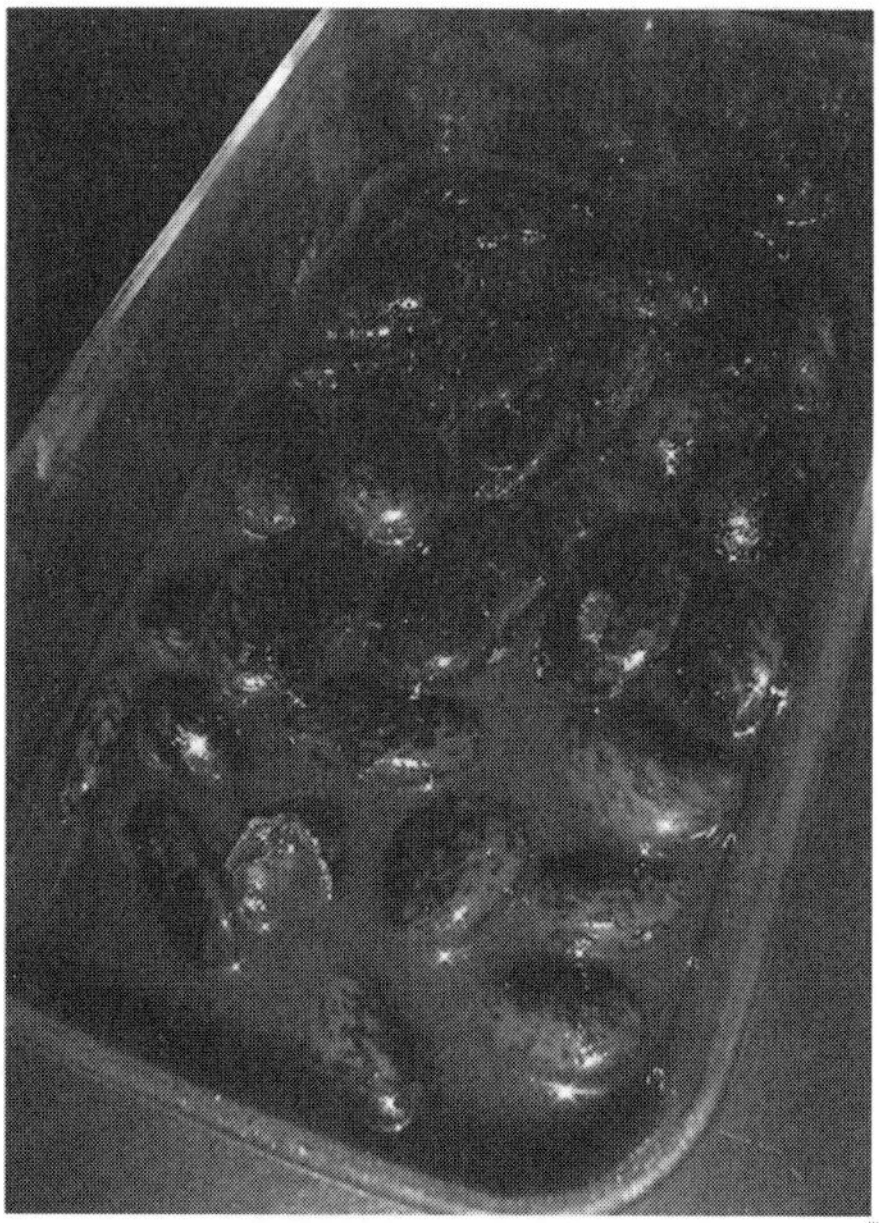

ほんの少しの甘味を、食後の楽しみにしています。

左は花豆の甘煮。素茹でしておいた豆を、三温糖で甘く煮付け、さらに黒糖を加えて煮含めたもの。黒糖と豆の甘味は最高の組み合わせです。トマトも、ハチミツをかけて一晩冷やしたら、ほんのりやさしい甘味のデザートに（右下）。手作りのジャムも口寂しい時の私の甘味です（左下）。

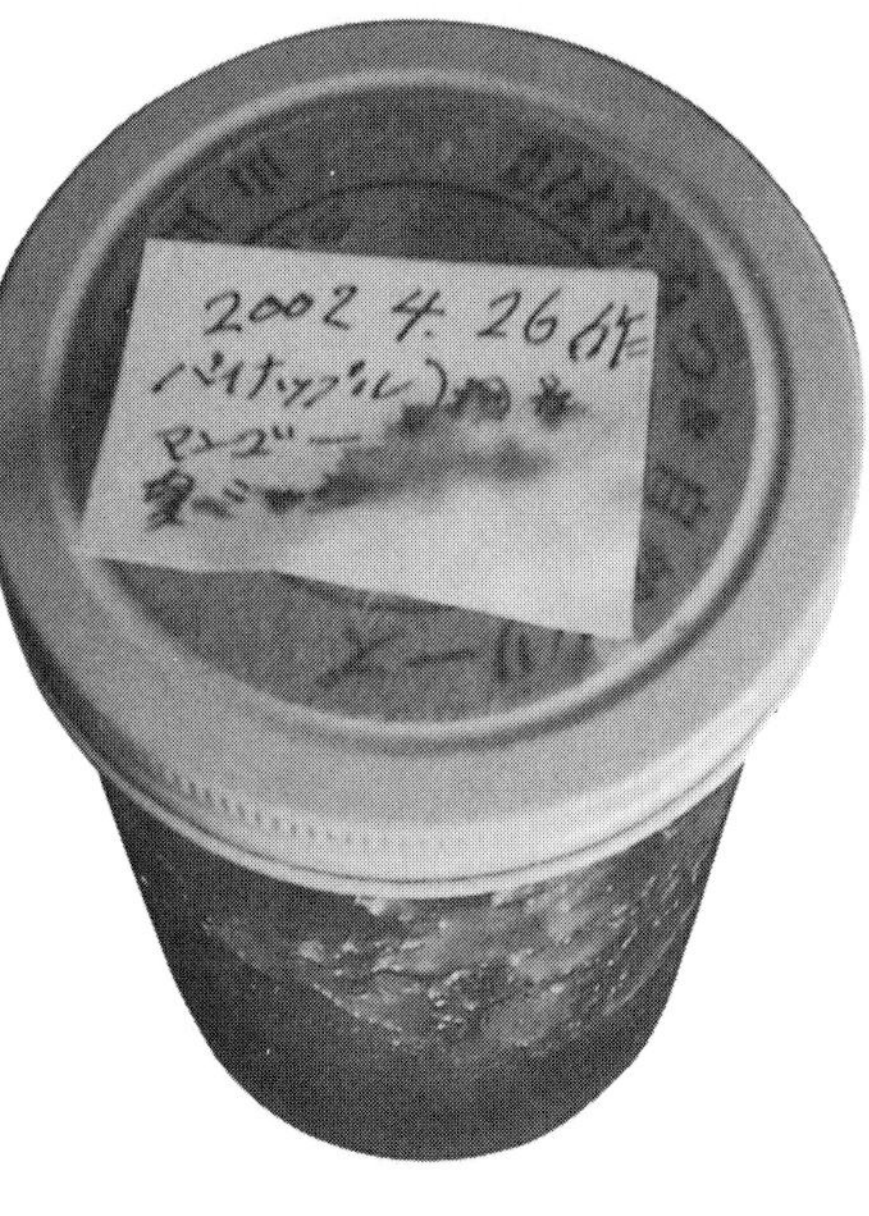

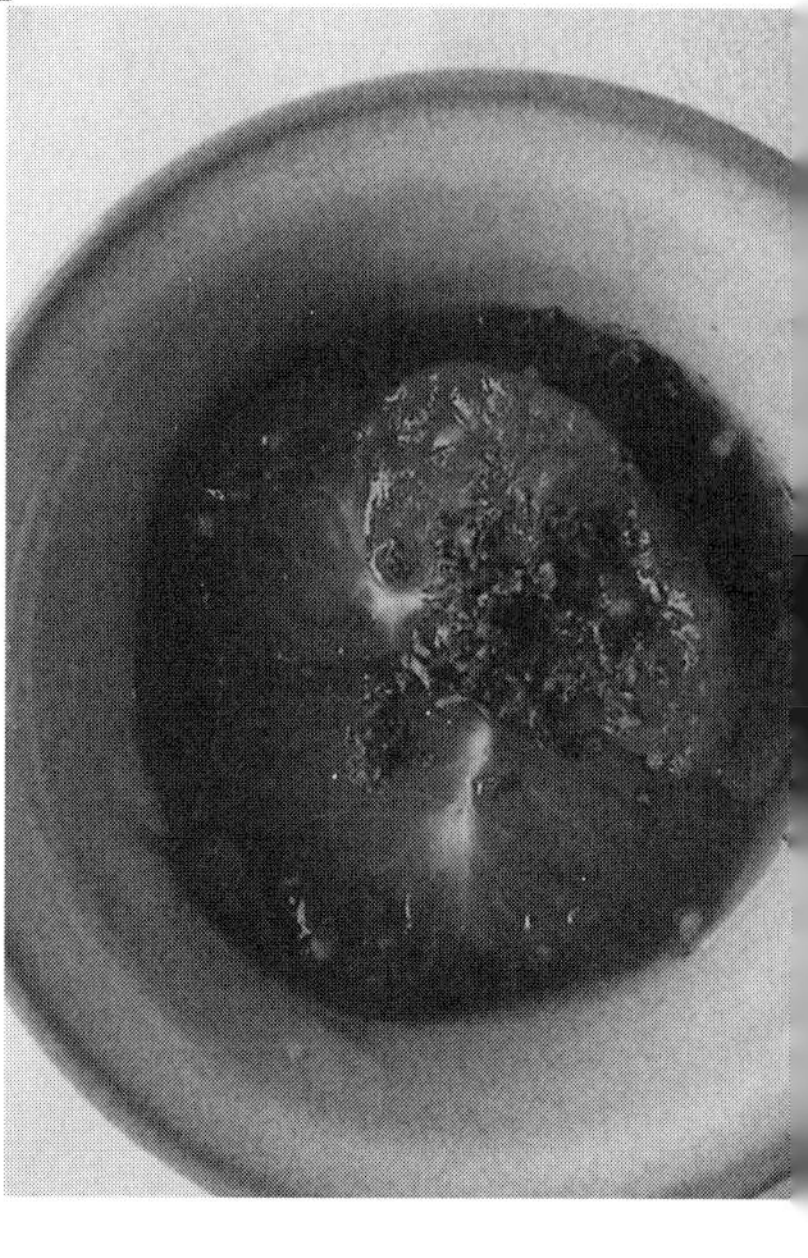

頭がボケない健脳ジュースを飲んで、九十一歳にして、アイデアウーマンです。

ハリウッド美容専門学校や招かれて講演会でお話しすることがよくありますが、お話しする原稿は事前に用意しません。毎朝聴くＮＨＫラジオ第一『こころの時代』（当時）の中で印象に残った話とか、テレビのドキュメンタリー番組、その時期話題の人の活躍からヒントを得たことなどを取り合わせて頭の中で構成し、集まっている人たちの顔を見てから話の内容を決めます。その都度タイムリーな話題をネタに、脱線もアリで、聴いてくださる人は大笑い、おもしろいと喜んでくださいます。

人から聞いた話は忘れないし、大事な電話番号も暗記しています。古い洋服や着物のリフォームのアイデアを考えるのは楽しいし、化粧品会社の新商品の企画も率先して考えます。家族からも会社のスタッフからも、アイデアの人だと言われます。自然食を始める前、当時は四十代だったにもかかわらず、今より物忘れがひどく、やる気も出ずアイデアも浮かばなかった頃を思うとウソのよう。九十一歳にしてアイデアがすごいと言われる今の状態に、とても感謝しています。

おそらく健康的な食事で、血や脳細胞がキレイな状態を保てているから、頭がボケないどころか、若い人と同じように頭をフル回転させられるのでしょうね。脳のために、長年私が実践していることがあります。頭の働きをよくする〝健脳ジュース〟を飲んでいるのです。

作り方は、卵の白身一個分に、レモン汁半個分、ハチミツをティースプーン二杯加えてしっかり混ぜ合わせます。これを三時間置くと、表面に白い泡が浮かんできます。この泡ごと、お猪口に一杯分を一日二回、多い時には三回に分けて飲む。私はもう何十年も続けていますが、このジュースを飲んでしばらくすると頭がスッキリ、活性化するのが分かります。

さらに強力に効かせたい方はスーパー健脳ジュースを。泡だてて三時間経ったものに、生アスパラガス二本分とバナナ一本を加えてジューサーにかけたジュースです。どちらも、長時間作り置きすると効果を失いますから、六時間以内に飲んでください。

風邪をひいたら、おかゆよりも果物を。せきが出る時は大根のハチミツ漬けを。

年をとってくると、はやりの風邪ひとつが命取りになりかねませんから、用心しなければなりません。かかりそう、かかったかな、と感じたら、無理をせず仕事を減らして、自宅でおとなしく安静につとめる。一枚厚着をして、消化に時間のかかる食べ物は控え、何も食べないか、果物だけで一日過ごします。

風邪をひきそうですよ、気をつけて、と体から送られてくる合図があります。私は熱が出たら、特製ホットレモンを飲みます。熱いお湯にカルシウム粉末をティースプーン三分の一杯と、砂糖かハチミツを入れて、レモン半個分を直前に絞って、飲む。体が温まります。ショウガ湯もいいけれど、私は刺激物が苦手ですから、レモンです。飲んだらベッドに直行。足が冷えるから湯たんぽを足に当て、一枚厚着をして、汗を十分に出します。

ある程度熱が下がるまでは、水をこまめに飲んで。熱が下がってきて、お腹が空いたと強く感じるようになったら、体が回復の合図を送っているのです。消化のいい、リンゴのすりおろしにレモン汁とハチミツを加えて、少しずつ何回にも分けて食べましょう。

夏風邪の場合は、スイカ、ブドウの絞り汁に、レモン汁を加えたものを飲みましょう。体の水分が普通以上に失われていますから、水分補給が絶対必要。水よりも果物のほうが、吸収がよく、ビタミン、ミネラル入りで栄養豊富ですから、水分の多い果物、とくにスイカとブドウをこまめにたくさん食べるようにします。

風邪でのどがカサついていたら、**煎茶の出がらしに塩少々を入れた水で、うがいします。**うがいは自分でできる一番簡単な風邪対策です。外から帰ったら、必ず、うがいをしましょう。また、黒豆の黒糖煮の煮汁を飲むのもオススメです。

風邪をひいた時、せきが止まらなくなるのは、消化不良が重なっている場合が多いようです。そんな時は、大根の千切りをハチミツに漬けて、出てきた汁を飲む。これは、甘くてとてもおいしい。他には、大根おろしの絞り汁大さじ一杯に、水飴を少し混ぜて飲んでも、のどを楽にしてくれます。大根おろしが辛い時は、汁を湯せんするか、酢と砂糖を合わせた三杯酢をかけると辛味がとれます。

どうして大根がいいかというと、大根にはでんぷん質を消化するジアスターゼという酵素があるので、消化不良を解消します。消化がよくなると体が温まって、血液の循環がよくなるので、せきを静めるというわけです。私は、ホットレモンやカリンのハチミツ漬けも、せきが出る時よく摂っています。

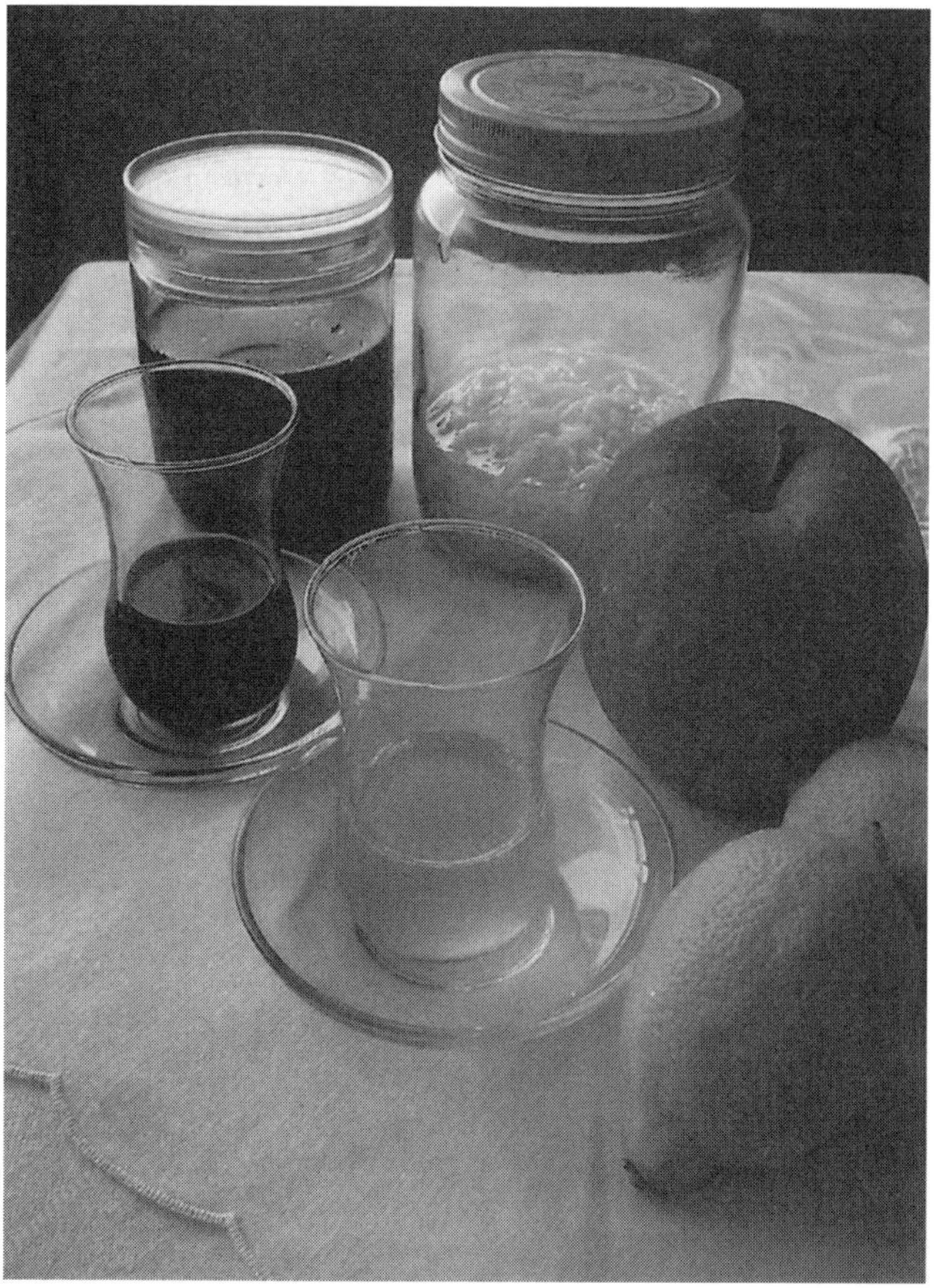

風邪の時は
レモン、リンゴ、黒豆、大根をよく摂取しています。

黒豆の黒糖煮の煮汁は、声楽家の人々もよく飲むとか。千切り大根のハチミツ漬けは、大根おろしに変えてもいいのですが、辛くて飲みづらいので、酢と砂糖を少々加えると飲みやすくなります。

二日酔いの特効薬は無塩のトマトジュース。できれば、新鮮な手作りのものを用意しましょう。

二日酔いで苦しんでいる人の特効薬は、水と無塩のトマトジュースです。二日酔いの時は、やたらと喉が渇きますが、これは体内の水分が不足しているからです。二日酔いの解消には、①水分の補給、②ビタミンA、B群、Cを摂って肝臓の働きを活発にする、③胃の疲れを回復する、というのが三大ポイントになります。

そこでトマトジュースの登場ですが、トマトには、ビタミンA、B群、Cが多く、その他に含まれているカリウムが気持ちを落ち着かせるのです。また、トマト特有の酸味が、胃液の分泌をうながすので、二日酔いに効果があるのです。

市販のジュースでもよいのですが、手作りだとなおよいです。トマトをベースにして、ニンジン、リンゴ、レモンの絞り汁、ハチミツを加えたジュースが二日酔いにとくに効果的です。

ジュースを作る時の野菜や果物は、いつも新鮮なものを用意して、鮮度が落ちないうちに、どんどん使うようにします。

多少吐き気がおさまったら、あまり空腹でいるのもよくありませんから、そばやうどんなど、消化のよいでんぷん質を摂って、疲労回復をはかりましょう。果物では、バナナがオススメです。

不安、不眠症に効果あり。おろしタマネギは、長寿のモトでもあります。

タマネギにはいろいろと薬効があって、そもそも草の成長に必要な、あらゆる栄養を含む部分がある食べ物ですから、一種の薬と考えてもよいと思います。

タマネギの効果は、昔のおばあちゃんの知恵に生かされていました。例えばタマネギのすりおろしを虫歯につめれば、痛みがやわらぐ、というのもそう。これはあくまで一時しのぎですが、子供に強い鎮痛薬を飲ませるよりは、タマネギのほうが安心ですよね。

冷えで血液の巡りの悪い人には循環をよくする、タマネギのチカラがよく効きます。タマネギをすりおろして漉した汁をティースプーン一、二杯、ハチミツ入りの紅茶に入れて飲む。これだけのことを、一日に二、三回毎日繰り返してください。

よく効く人では一日飲んだだけで尿の出がよくなります。ただしタマネギの薬効は、生の、水にさらさない状態でしか得られず、加熱したら効果はなくなってしまいます。おろしタマネギは飲む直前に入れること。

おろしタマネギ入り紅茶は、気持ちを落ち着かせ、安らぐ作用もあります。神経質で、夜よく眠れない人が飲むと、気持ちよく眠ることができます。あがり症の人にもこの紅茶は効きます。長男がまさにあがり症タイプで、講演することになってドキドキしていたから、飲みなさいと勧めました。そうしたら、「よく効いたけれど、途中で効き目が切れちゃったよ」ですって。飲む量が少なかったのかしら、とこれには笑いました。

血液の循環がよくなるからでしょう。おろしタマネギ入り紅茶を飲むと、頭がスッキリして、楽になるという人がいます。また長寿の人に、毎日食べているモノは何かと聞くと、タマネギ、という答えが返ってくることが多いのです。もちろん私も、毎朝欠かさずタマネギのスライスをサラダに入れて食べています。タマネギのすばらしい効果はまだまだこれから解明が必要ですが、とりあえず毎日食べたほうがいい野菜のひとつといえますね。

便秘には生野菜と果物、夕食に植物油を。それでもダメなら浣腸。浣腸は常備品です。

私は毎朝四時の起きてすぐか、遅くとも朝食後の午前九時までには必ずお通じがあります。これは一も二もなく自然食の威力です。朝にでんぷん、生野菜、果物をよく摂り、夕食に酢の物、良質なたんぱく質を少々、そして週に二回、ゴマ和えやきんぴら炒め、天ぷらなど、根菜と植物油を使った料理を食べるからだと思います。きんぴらによく使うゴボウやレンコンは繊維質が豊富で、繊維の吸着性が腸内の余分な物を便と一緒に排泄してくれるので、内側からお肌の調子も整えてくれます。

生野菜や果物を食べていても、翌朝にお通じがないのは、どこか体の調子が悪いということなのです。風邪のひき始めに便が硬くなるのもそう。便秘は、病気の始まりなのですね。便を体内に二、三日ためておくと、小腸が悪い毒素を吸収して体内に回し、病気のもとを悪化させてしまいます。また宿便がたまりがちになると、小腸が弱くなり栄養の吸収も悪くなって、虚弱体質、腰痛のもとにもなります。よく若い女性が、「便秘なの」と笑いながら話しているけれど、笑いごとではありません。便はサッサと出してしまうこと。酸素と水を含んだ生野菜と果物を摂ること。繰り返しになりますが、生を食べないで煮野菜ばかり、というのはダメです。

夕食に週二回、植物油を使った料理を食べると、油によってさらに便のすべりがよくなります。良質なオリーブ油やゴマ油を使い、クルミ、ゴマ、ピーナッツなどを和え物やおつまみにして食べてください。使う油の量が多すぎても、油料理の回数が多いのも、胃腸に負担をかけるので注意して。グラス一杯の水にオリーブ油をティースプーン一杯入れて飲んでも、便秘解消の効果があります。ただし、便秘が治ったら飲むのはやめてください。

それでもダメな人は、浣腸。浣腸は家庭の常備品にすべきだと思います。まず浣腸してから体によい食物を摂る。そうしないとよく吸収しないのです。年をとると体の機能が弱まるから、スッキリ排便した後、お腹がホワッと温まるのが分かります。腸が本来の正常な状態になったのを喜んでいるのですね。

コーヒーにウィスキーを一、二滴。ここ一番の仕事で頑張れます。

私の、ここ一番、という時の特効薬を紹介しますね。ウィスキーです。講演会がある日は、カバンにそっとウィスキーのミニチュアボトルを忍ばせておいて、出番の約二十分前になると、コーヒーに一、二滴たらして飲んでいます。

するとね、目覚まし効果のあるコーヒーとウィスキーの相乗効果で、脳の血の巡りがたちまちよくなります。脳の臨戦態勢が整ったといいましょうか、さあ働くぞ、と活動的になるのがよく分かるの。普段飲んでいる健脳ジュースの効果とあいまって、講演での私は、いつも以上に、言葉や発想が次から次へと糸巻きのようにクルクル出てきます。頭の回転がよくなるし、口のすべりもどうやらよくなるみたいね。会社の会議の前にも飲む時がありますが、あまりにもよく効いて、私の早口なおしゃべりが若い社員たちをタジタジにしてしまうのもよくないので、控えています。若い頃〝機関銃〟と呼ばれていた私のあだ名は、今も使えそうです。

ちなみに私の疲労回復法は、とらやの羊羹一切れを渋いお茶とともに食べることですが、甘いものが苦手な男性は、このウィスキー一、二滴入りのコーヒーを飲むと、元気がわいてくるのでオススメです。

ウィスキーのように、飲みすぎると毒になるものでも、ほんの少量を体に摂り入れることで、気付け薬になる方法があります。肉もそうです。動物性の脂肪を摂りすぎると生活習慣病にかかりやすいため、私の自然食では食べることをすすめていませんが、食欲のない弱ったお年寄りに、気付けの効果を狙って小さな一、二切れの肉を食べさせ、食欲をうながすという方法があります。

ウィスキーも肉も、摂りすぎたら体をこわします。一、二滴のウィスキーを、欲張ってスプーン一、二杯にしたら、会議で寝ちゃいますよ。

夏の冷房で体が冷えたら、葛とリンゴのホットドリンクを。即、効きます。

冷え性は甘く見ると長患いになります。神経痛や、腰痛持ち、体温調節がうまくできなくなって自律神経失調症になるなど、年をとればとるほど苦痛になる症状が出てきます。

冷房で体が冷えたなと感じたら、なるべく早く体を温めること。家に帰ったらすぐお風呂に入って温まり、汗をびっしょりかいて体の毒素を出します。湯上り後は、熱い葛《くず》湯《ゆ》にリンゴのすりおろしを入れたホットドリンクを飲み、早く休みましょう。リンゴと葛に含まれるでんぷんが、すみやかに消化、燃焼して睡眠中の体を芯から温めます。

日頃から手足や腰が冷える人は、食べているでんぷんの量が少ないのかもしれません。おかずよりも主食をたくさん食べるようにしましょう。ご飯ならおこげや焼きおにぎり、パンなら狐《きつね》色にこんがり焼いたトーストというように、温かいでんぷん料理を食べると体が温まります。

何よりも冷えを未然に予防する心がまえが大事ですね。ストールを持参して肩や腰にかける、靴下を履く、近頃は女性向けに夏の冷房対策用の腹巻があるそうですから、それを利用するのもいい。自分の身は自分で守らないといけません。

冷えとは反対に、夏の暑さで体がつらい時は、日陰で涼んだり、太い血管のそばを冷やすなど発熱の対処法が有効です。そして体を休ませ、果物かでんぷんを摂ってください。

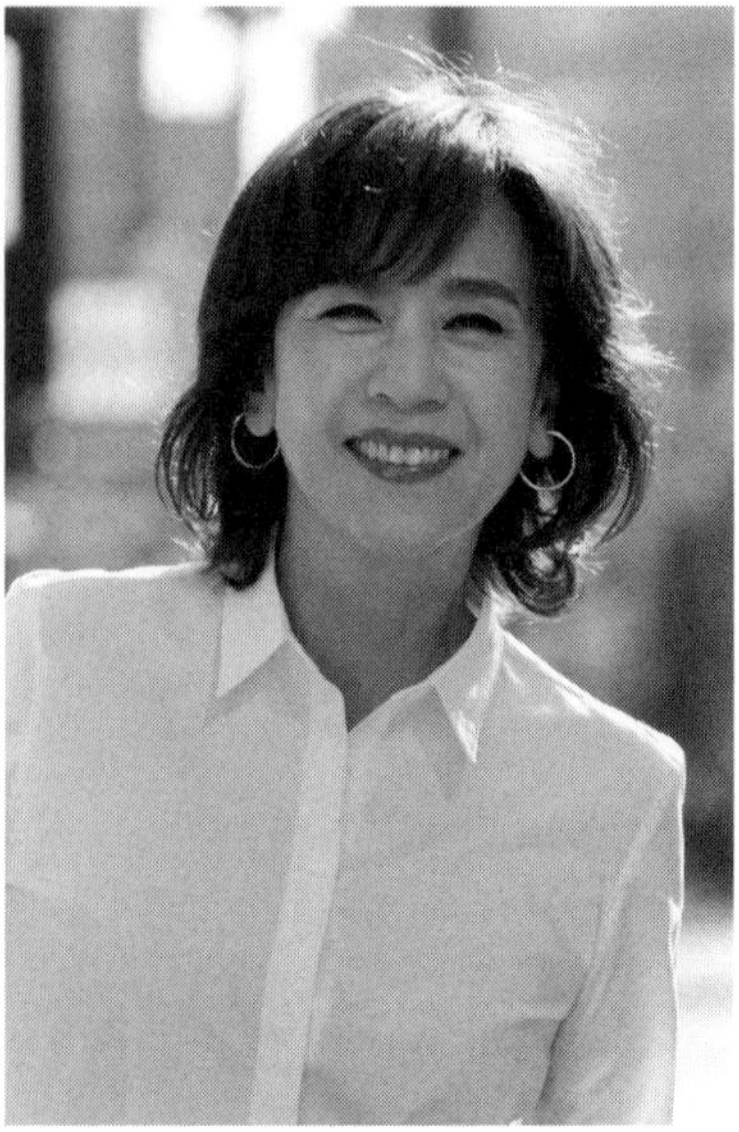

好きなものに囲まれて元気に

髙橋みどり

Midori Takahashi

株式会社Oens代表兼イメージングディレクター。バーニーズニューヨークやジョルジオ アルマーニなど数々のブランドの宣伝・広報を担い、2000年にエストネーションを設立。人、企業、ブランドを応援したいという思いから、2005年に株式会社オーエンスを起業し、PR・マーケティングをはじめ、ブランドや商品プロデュースなど活躍の場を広げる。TV出演や講演・セミナーへの登壇や著書多数。『おしゃれ更年期なんて言わせない！　大人の「人モテ服」』（光文社）、『働く女性のワードローブおしゃれの教科書』『大人おしゃれのルールFASHION RULE BOOK』（以上、講談社）など。

母が長年通っていたハリウッド美容室。働きだして忙しくしていた頃、あまりに美容をおろそかにしている娘を心配した母からすすめられて、私も酵素パックを使ったり、サロンに通うようになりました。いつも声をかけてくださるメイ先生はお肌がピカピカでお元気。チャーミングで前向きな方でした。六本木ヒルズの開発で、サロンと軒を連ねるショップに携わり、後に起業してからは化粧品のリブランディングを担わせてもらうこととなり、とてもご縁を感じています。大好きな美容をお仕事とされていた、メイ先生の姿や生き方は憧れますし、私をはじめ働く女性のお手本です。

My well-being

私が大切にしているのは、失敗があろうとも自分自身が体験したり、感じたりすることです。なんでもすぐに調べられる世の中になりましたが、必ず自分で見たり、食べたり、経験することを大切にしています。気分転換したい時は、お香を焚いたり、お花を飾ってお茶を愉しんだり、自分の好きなものに囲まれるようにすると元気になります。ファッションも流行《はや》りに惑わされることなく選ぶようにしていると、自分らしさに巡りあえる気がします。自分らしさが自信を生み、内面の美しさをも育んでくれるのではないでしょうか。

メイ牛山・思い出写真館

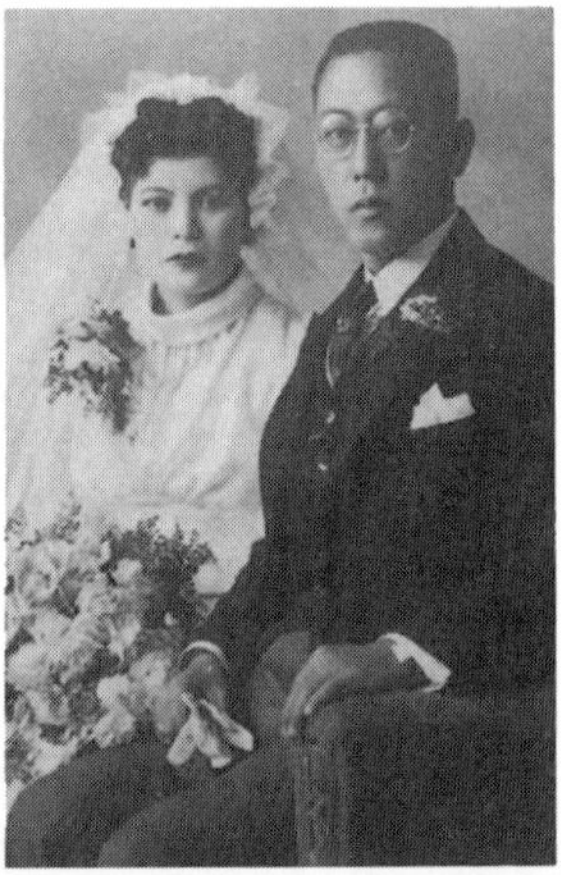

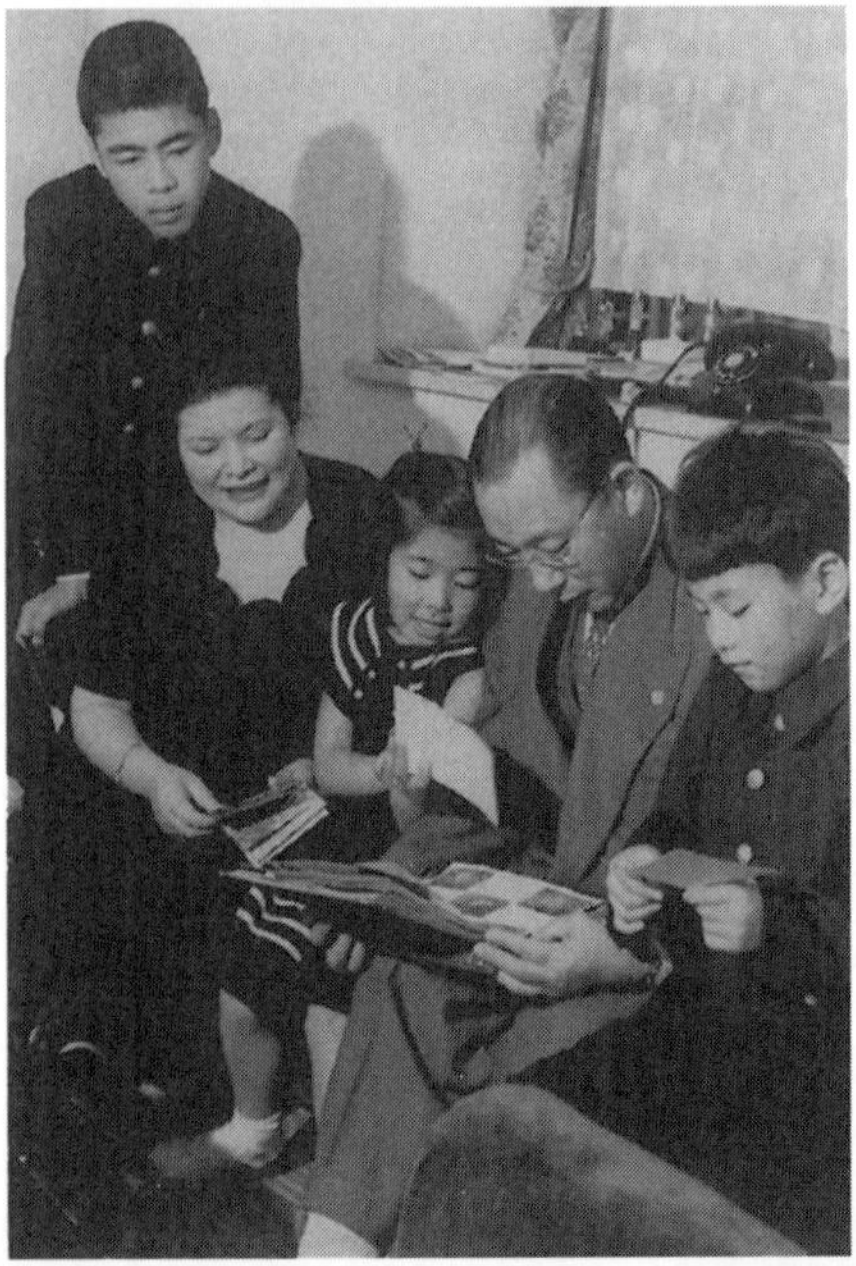

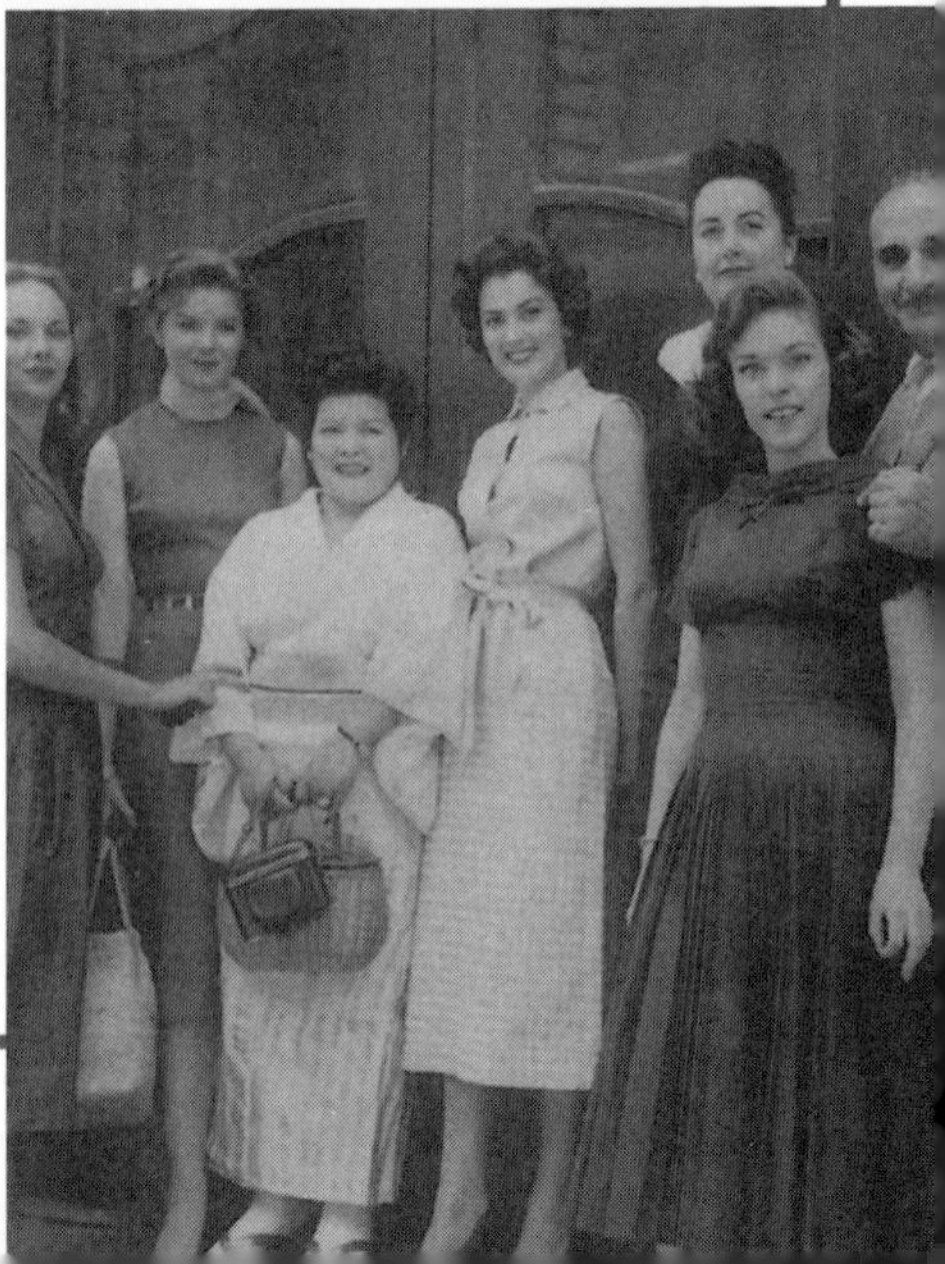

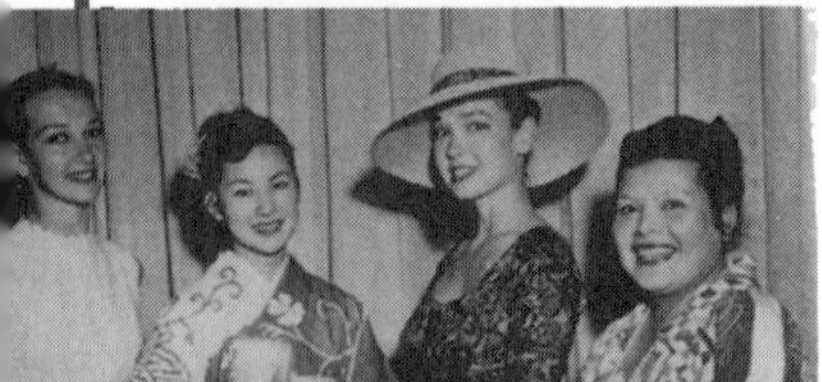

2｜1
4｜3

1／結婚記念写真　2／家族と。左から長男重二、私、長女ジェニー、夫清人、次男勝利　3／NYにてニューフェイスの女優さんと　4／アカデミー賞の授賞式を見学。ハリウッドの女優さん、司葉子さんと一緒

Part 3

〝キレイなおばあちゃん〟になるには、美のテクニックが必要です。

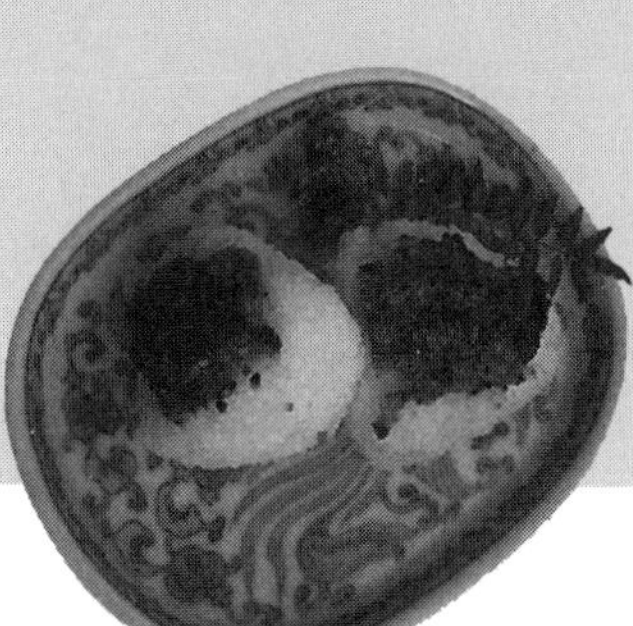

心身ともに、常に新鮮でいるためには、毎日、肌、体そして心の排泄をしてください。

すべての生き物は、生まれてから死ぬまで新陳代謝の繰り返しです。取り入れて、出す。生きていくためには、新陳代謝がよどみなく行われていなければいけません。しかし、分かっているようでも、よどんでしまうのが、人間の愚かしさですね。アナタがもし今、美容上、健康上、あるいは心の悩みや憂いを抱えているとしたら、それは出すこと、排泄することが、おろそかになっているからなんですよ。

私は、自然食の大切さを訴える一方で、健康を維持するために必要な、もうひとつの考え方、**肌（Skin）、体（Body）、心（Mind）の三大排泄美容法（SBM美容法®）を提唱**してきました。排泄だなんて下品ね、と思う方は、おそらくどこか具合が悪いはずです。きちんと排泄を心がけない・できないということは、不必要なものが毒素となって体内にたまる、腐るということなのです。排泄とは、掃除するということ。決してないがしろにしてはいけないことなのです。

肌の排泄は、とくに女性は、必ず心して取り組まなければなりません。皮膚をいつも洗って清潔に保ち、肌の新陳代謝をうながすのです。代謝がうまくいかないと、肌がくすみ、吹き出物ができ、シミになる原因になります。

体の排泄とは、腸からの排泄、すなわちウンチが毎日必ず出るということ。便秘解消の項目（１０２ページ）でも述べましたが、腸がキレイでないと、病気と老化を招きます。これを解消するためには生命のある食物、つまり生野菜と果物を毎日食べ、必要ならば浣腸をも辞さない。毎日きちんと排便があったら、ありがたい、と手を合わせてほしいくらいです。

そして**心の排泄**。心の排泄がうまくできないと、顔にクマや縦ジワになって現れてしまいます。悩みにぶつかったら、解決を急がずに、上手に気分転換をはかりましょう。

肌、体、心。この三つの排泄のどれかひとつでも欠けると、人はバランスが取れなくなり病気になったり、老化が進んだりします。すべては、互いに影響しあっているのです。

毎日の手入れと手当てで、女の顔は変わります。黒ずんだ肌、シミには週一回の酵素パックを。

女の顔には、年をとるほど、日頃の手入れと手当ての効果が現れてきますね。シミ、シワ、肌の黒ずみ、たるんだまぶた、ハリのない頬。こういう老いのしるしを自分の顔に見つけてしまうから、なるべく鏡を見ないで済ませようという女性もいるそうですね。でも、それでは汚いモノにフタ、になっちゃう。顔は当人の人生そのものなのだから、そこから逃げられっこないし、逃げてはいけないと思います。

老いのしるしは、手入れと手当てをちゃんとしていれば、ある程度は解消できるささいな問題です。洗顔、洗顔後の手入れ、日焼け予防、そして時々肌の角質のお掃除を行えば、若い頃とまではいかないけれど、年のわりには若々しい肌を維持できます。体にいい自然な食事をして、健康的に暮らせばなおのこと。〝キレイ〟は女の自信になりますからね。気力も充実し、輝いてきます。

とくに肌の表面を覆う古い角質のお掃除は、するとしないとではビックリするほど違いますよ。子供の頃の肌は新陳代謝がいいから、角質は古くなると自然に取れて新しくなります。けれども四十歳を過ぎると代謝が悪くなってくるので、古い角質はいつまでも肌に残ってしまう。汚れがたまって、クスミや黒ずみになる。肌の透明感がなくなるというのは、このことを指すのです。

古い角質取りには酵素パックをしましょう。市販の酵素パックを買いに走らなくてもいいのです。家の冷蔵庫にあるもので、今から簡単に、手軽にできます。キュウリ、トマト、大根、キャベツ、瓜、スイカ、リンゴ、イチゴ、パパイヤなど、野菜や果物には酵素が豊富に含まれています。これらの野菜や果物をすりおろす、あるいはジューサーにかけて液状にしたものを不織布やガーゼなどのマスクシートに含ませて、液体が流れない状態にしてパックに使います。時間は十分が目安。パックの後は水で洗い流して、いつも通り化粧水や乳液をつければおしまい。たったこれだけの手間なのに、肌の明るさや透明感が変わり、まさにひと皮むけた状態になります。野菜や果物の持つ抗酸化効果や、自然な水分による保湿で肌のきめが細かくなるといった効果もあります。酸味のあるかんきつ類は、人によっては刺激になるので、事前に手の甲に塗って確かめてみてください。

パックは、肌の状態に合わせて使用方法を守ってください。あんまり肌がキレイになるから、うれしくなってひんぱんに酵素パックをしてしまうと、必要な角質まで取ってしまい、赤くはれてしまいます。

エステティックサロンの中には、角質取りの方法に、薬品で皮をはぐケミカルピーリングや、とうもろこしのパウダーなどでこすり落とすゴマージュを行っているところがあります。どちらも肉食文化で育った欧米の女性にはいいですが、日本人の軟らかい肌質には刺激が強すぎるので、私はオススメしません。植物由来のたんぱく質分解酵素が、余分なものだけを取るので、安心して使えます。

私は、自分が開発した商品には、内容に自信がありますから、自社の「酵素パック」を愛用しています。

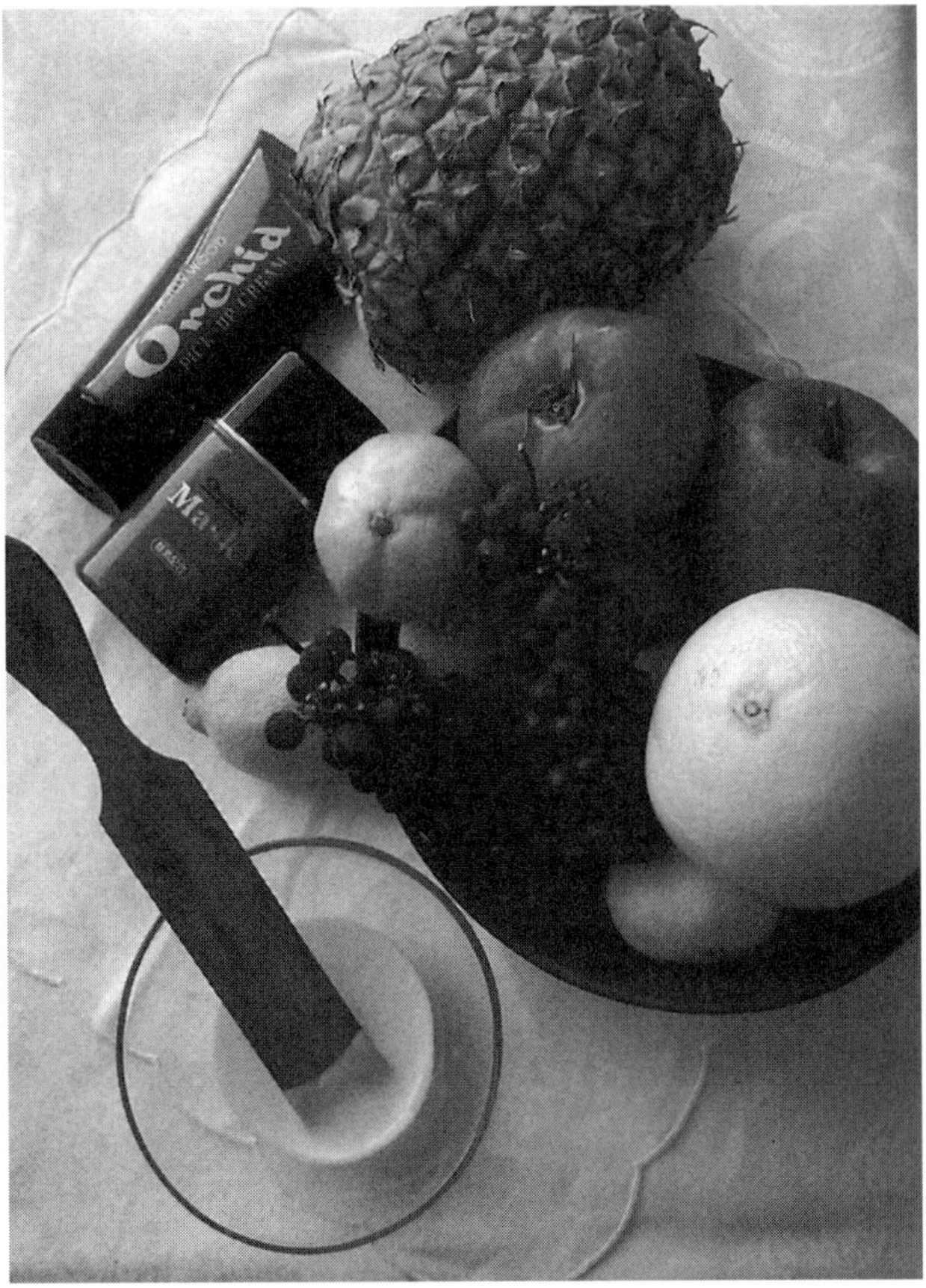

酵素パックで、
ひと皮むけたキレイな肌を実感してください。

我が社の「酵素パック」は、1960年発売以来、売れ続けているロングセラー商品です。お母さんから娘へと受け継いで使ってくださるお客様が大勢いて、開発者冥利《みょうり》に尽きます。

悩みをためない。時には〝あきらめ〟を受け入れて乗り切ることです。

老廃物や汚れの排泄は、心においても大切です。つまらないことにいつまでもこだわる人は、心の排泄がヘタなのですね。いろいろと悩みをため込んで、それがまたストレスを呼ぶ。悪循環です。

日本の宗教は、〝あきらめ〟を教え、外国の宗教は〝悟り〟を教えています。どちらも本質の意味は同じ。人はある程度、物事をあきらめなければならない、ということ。ありがたいことに、人間が引き起こしたことは、いつかは必ず解決できるものなのです。にもかかわらず、すぐに解決できないことを気にして、くよくよと悩む人がいます。こだわっていてもどうなるものでもないのに。時には、しょうがない、と腹をくってあきらめることが肝心です。そして新しい方向に向かっていく前向きな気持ちを持つのです。

私が美容学校の学生だった頃、私と同級生の部屋が泥棒に入られたことがあります。私は、生活を切り詰めて買ったワンピースと宝物のレコードが盗まれてしまった。でも、「泥棒に盗られた物は返ってはこない」と、すぐにあきらめて気持ちを切り替えました。一方、友人のほうは、いつまでも悔しがって、とうとうノイローゼになってしまいました。〝あきらめ〟を受け入れなかったせいで、災難を乗り越えられず、病気になってしまったのです。

自分一人が不幸だと思い込んでいる人は、周りが見えず、自分さえも見失っています。しかし神様は公平です。今幸せでも、あるいは辛くても、五十年先はどうなるか分からないじゃありませんか。私は、過去にはこだわりません。**どんな状況でも、今、生きていることがありがたいと、感謝しています。**感謝の気持ちがあれば、困難を乗り越えられます。自分を不幸だと思う人は、感謝の気持ちがない、自分本位のわがままな人なのです。わがままな人は、うらやましがったり、妬《ねた》ましく思ったりして、自分のことを他人と比べて判断します。自分らしい生活をしていないのですね。自分が他人を気にするから、他人の視線も気になります。でも他人の視線を気にする必要など、ないじゃありませんか。自分の身の丈にあった生き方をして、他人への思いやりの念を忘れずにいれば、おのずと今の自分に満足できるものなのです。

私がよく言う、心の排泄とは、要は〝人生、明るく楽しく！　後ろを振り返らず、上手に気分転換をはかること〟なのです。私の気分転換法はいろいろあります。料理、得意の和裁を生かした洋服のリフォームや小物作り、お友達とのおしゃべり、オシャレのアイデアを練ること……。着物をピシッと畳むことだって、気分転換になります。オシャレして外出することもオススメです。外の新鮮な酸素を吸って、いろいろな所へ出かけ、五感を刺激する。手前味噌ですけれど、美容院でイメージチェンジするのも、気分転換にとても効きますよ。私のサロンに四時間いらっしゃれば、頭の先からつま先まで、顔も、髪も、体もピカピカに磨いてさしあげます。心も体も、文字通り全身キレイになれます。陽気でお気楽な私でも、一年に二度くらいは寝られないほど気持ちがふさぐ時があります。そういう時は、無理に寝ないで、片付けをしたり、繕《つくろ》い物をしたり、何も考えず手を動かします。そのうち眠くなったら寝る、それでその日はおわりです。翌日からは新しい生活、新しい自分。一日一日は、常に新しい人生の繰り返しです。

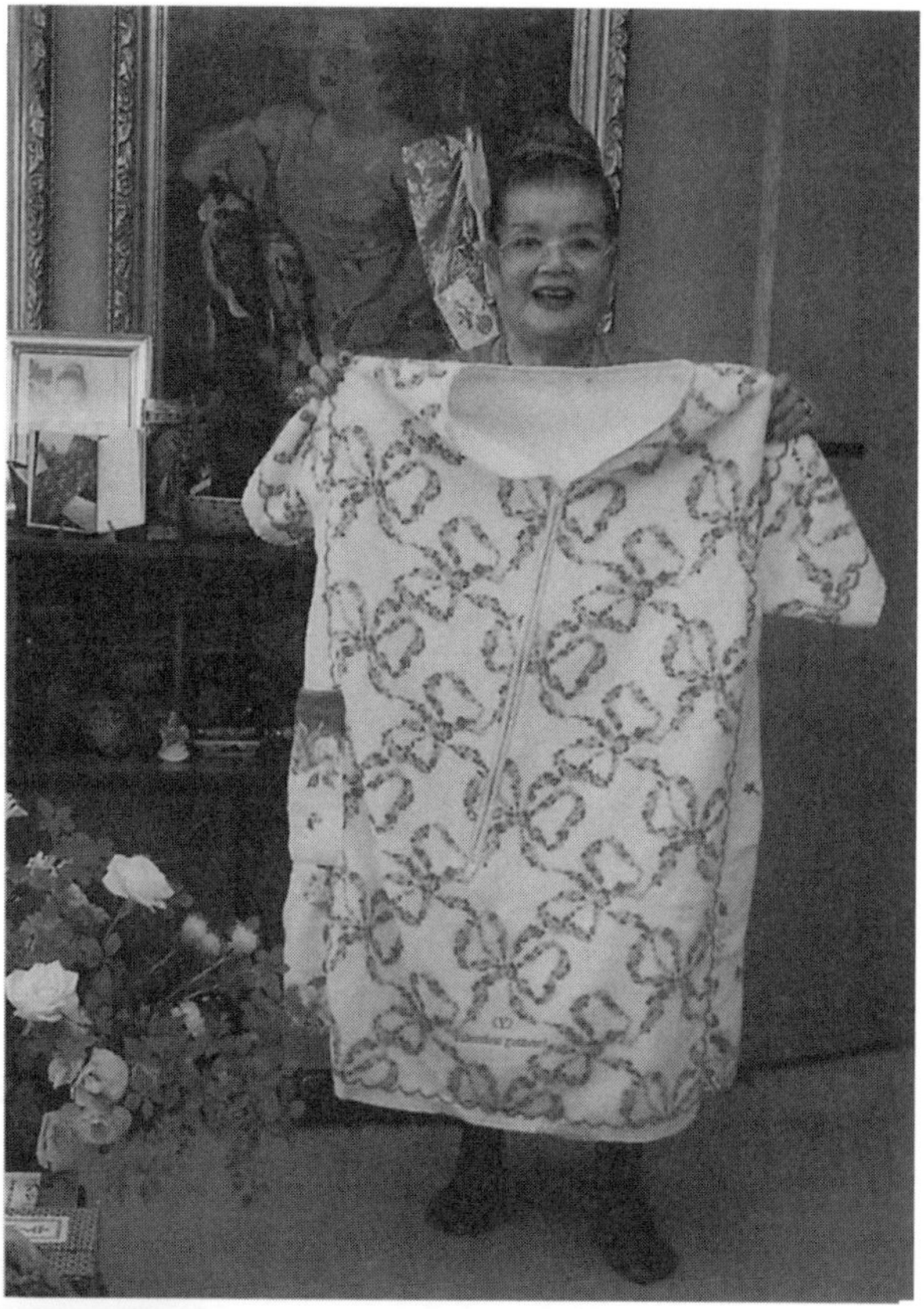

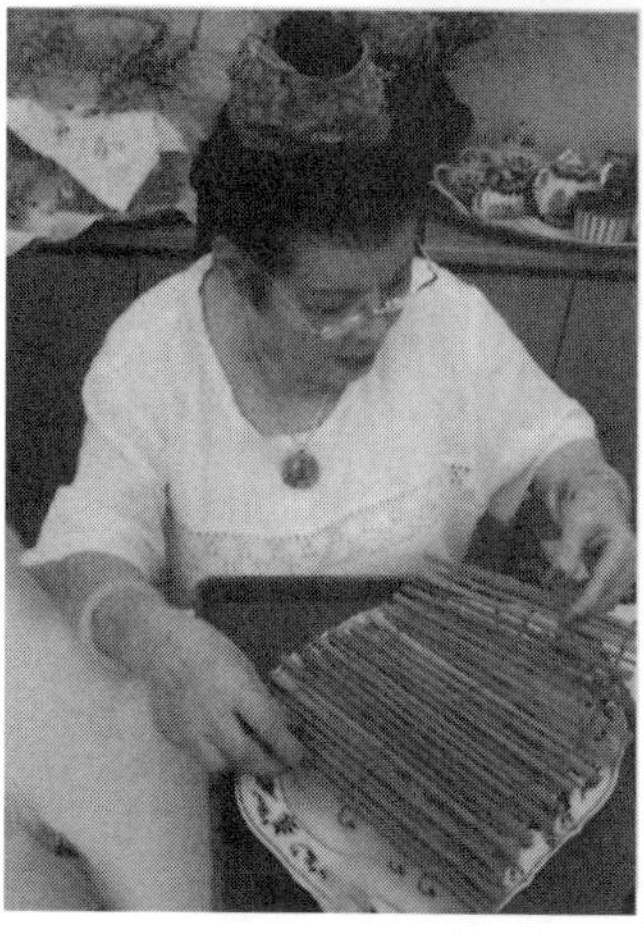

手作り、大好きです。

いただいたバスタオルがすごくキレイだったの。そのまま使うのがもったいなくて、同じような柄のバスタオルと合わせて、バスローブを作りました。ネ、かわいいでしょ？　ホウの木の箸が古くなった時は、こんなすだれふうのものも。手作りは趣味のひとつです。

オシャレするから、人生は楽しい。ただ今、二十一世紀の着物を考案中です。

私の生きがいは、オシャレすることです。明日、何を着ようかしらんって考えるひと時が、楽しくて仕方がない。私にとって人生で一番大切なのは、オシャレなのではないかしら、と思う時があるくらいです。

幼い頃からそうでした。既製品の髪飾りがイヤで、自分で竹と布を使い、手作りしていました。母の大切にしていた帯を勝手に切って、自分だけのオリジナルバッグに仕立てたこともあります。お嫁さんごっこでは、人に着せてもらうお嫁さんよりも、いろいろ工夫して友達を着飾る着付け役のほうが楽しかった。あの頃から、自分でアイデアをひねり、新しいデザインを考え、自分の納得のいくオシャレをすることが身についていました。私のオシャレは、創造することなのです。

前の項目でも触れましたが、私は暇があれば、部屋着とか小物とか簡単なものを手作りします。技芸学校出身で、しかも優等生でしたからね。自分で言うのもなんですが裁縫は得意です。ゆかたなんて、一日で縫ってしまいます。

以前、木綿《もめん》のゆかた地を見ていたらふと思い立ち、男性の作務衣《さむえ》に似た、上下に分かれた、脱ぎ着しやすいオリジナル部屋着を手縫いしたことがあります。それを着て雑誌に出たら評判になって、いつのまにかそのデザインが売り物になっていたのには、驚きました。

私の頭のお団子を飾る布の髪飾りも、すべて手縫いです。短めのストールくらいの大きさですけれど、長さとか幅とかに私なりの細かいこだわりがあるのです。美しい桜が描かれた絹の風呂敷を袋状に縫い直し、春にぴったりのストールにするなんてこと、しょっちゅうです。

自分で作れないものは、デザインを考えて専門の人に頼みます。アクセサリーがそう。日本人デザインの指輪はインパクトに欠けるから、なかなか気に入るものがありません。以前大粒のサンゴをほおずきの実に見たて、周りを金細工のほおずきの袋で囲んだデザインを考え、指輪を作りました。パーティでその指輪をはめていたら、フランスの方がめざとく見つけて、独創的だと褒めてくれました。

草履《ぞうり》も、自分のデザイン。鼻緒《はなお》を既製の草履の鼻緒より太くしているのです。普通の華奢《きゃしゃ》な鼻緒より、足元が締まって見えるし、とても安定感があり歩きやすい。

着物には、ひとかたならぬ思い入れがあります。私はこれだと思ったもの以外は買わず、古い着物も大切に着まわします。ですから、リフォームすることには躊躇《ちゅうちょ》しません。娘時代の訪問着を大胆に切り、袖なしの羽織に仕立て直したものがあります。訪問着のままだったら、とても私の年齢では着られる柄じゃなかったのですが、羽織にして着物と組み合わせることで全体に愛嬌が加わり、シックな中に華やかさが生まれました。

今、熱中しているのが、〝二十一世紀の着物〟の創造です。もっと日本女性に気軽に着物を着てもらいたくて、あれこれアイデアを巡らしているのです。

例えば、着物に腰紐を縫い付けて、一人で着付けができる着物。袖なしで、ひざ下まであるロング羽織は、名づけて〝おかけ〟。洋服の時のジャケットのように、着物姿がいっそう優美に見える自信作です。

二十一世紀の着物、“おかけ”です。

故野口真《しん》造《ぞう》氏が作ったあでやかなハナミズキの訪問着。あまりに立派すぎて普段には着られませんでした。でも自作の“おかけ”と合わせて着てみたら、分不相応に思えたこの着物も、馴染んだ気がします。鼻緒の大きい草履も、ラクですよ。下はリバーシブルで使えるものもあるヘア飾り。

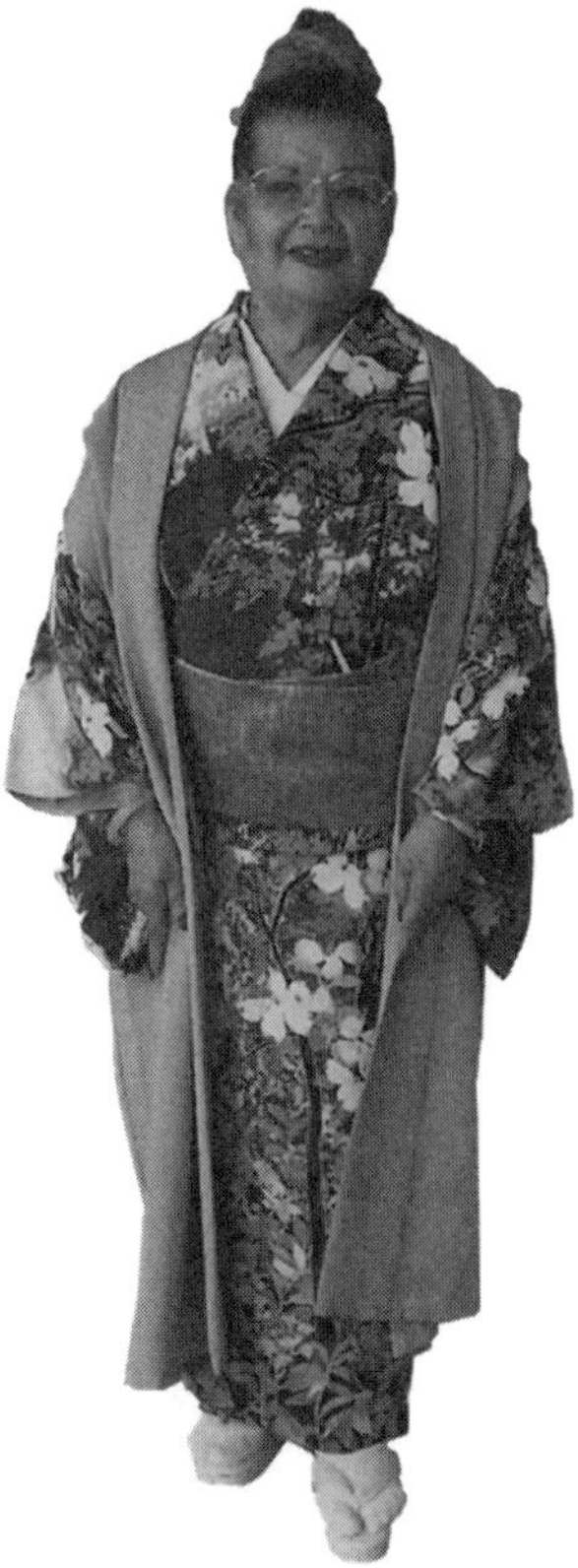

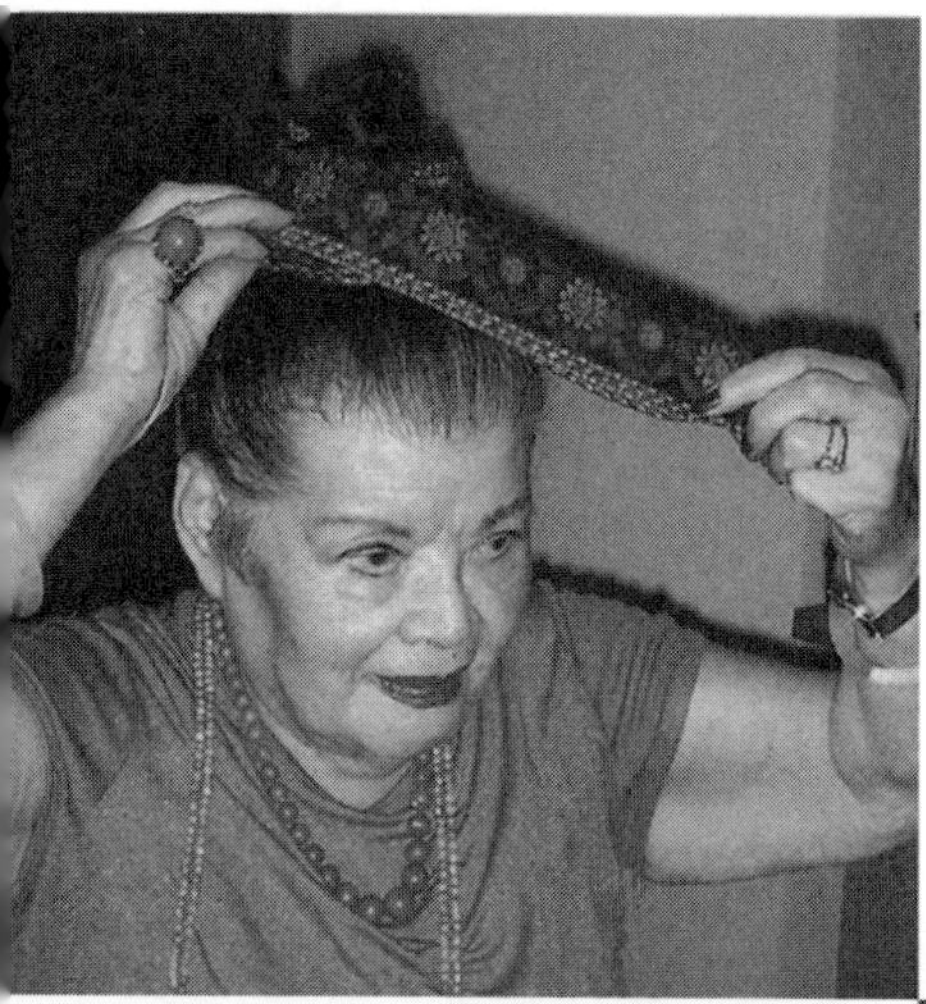

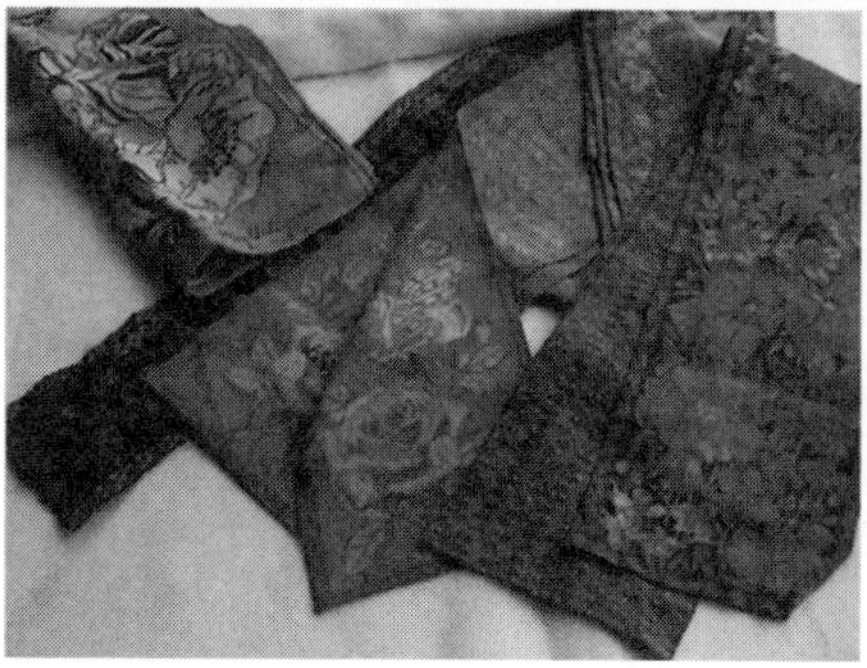

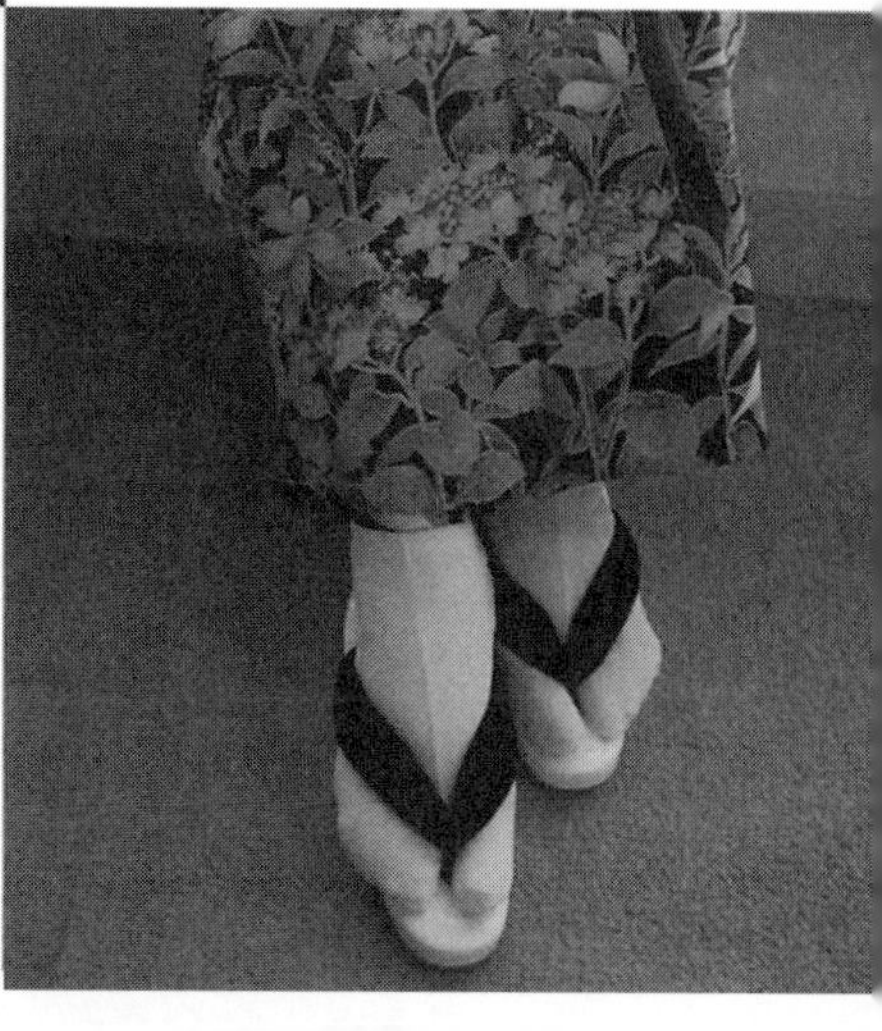

目覚めの〝背伸び〟で体のシワ伸ばし。念入りな深呼吸で、全身に酸素補給をします。

私は三年前に、うっかり足を踏み外して転び、左足を骨折してしまいました。その時は、私よりもむしろ周りが青ざめて、騒ぎました。なにしろ主人は、骨折がもとで寝たきりになり、それからすぐに亡くなったから、私もそうなるのでは……と心配だったようです。でも、幸運なことに大事にはいたりませんでした。少し足を引きずるようになったので、ステッキは必要になりましたが、とくに日常生活に不自由はありません。私の体は健康だし柔軟だから、ケガの治りが早かったようなのです。

体は柔らかいですよ。前屈したら手が床につきますもの。九十一歳にしてはすこぶる優秀だと思います。背筋だって、丸まったりせずにいつもまっすぐシャンと伸びています。

生まれてこのかたスポーツなんてしたことのない私ですが、毎朝、欠かさず行っていることがあります。意識して〝背伸び〟すること、深呼吸すること、そして五分間の簡単なストレッチです。

朝の四時。パチリと目覚めたその瞬間が、背伸びをする大切な時間です。この起きてすぐに意識して、がポイントなの。背伸びを意識的にせず、普段通りあくびをするように適当にやったのでは効果はほとんどなく、起きて日常の行動をし始めてからでは、背伸びに十分な力が入らないのです。

目覚めたら、布団の上で横になったまま、睡眠中小さく縮こまっていた自分の体を、隅々まで大きく広げ、全身のシワをピンと伸ばすようにイメージして、背伸びをします。お腹と背中の筋肉に力を入れて上体をそらしながら、両手を開いて頭上にゆっくり腕を力強く伸ばし、同時に両脚も、太ももの表裏の筋肉からかかとの裏のアキレス腱まで力を込めてまっすぐ伸ばす。心の中でゆっくり八つ数えながら、硬くなっていた全身の筋肉が伸びてぶるぶる震えるのを実感して、息をとめ、じっくり背伸びし続けます。お年寄りは、足の甲側の筋を伸ばすと足がつってしまいかねないので、つま先を天井に向け、足の甲側よりも、足の裏側のアキレス腱を意識して伸ばすといいと思います。

念入りな背伸びをし終えると、体がスッキリと軽くなります。どっと血液が巡り始め、ほかほかと温まるのが感じられます。犬や猫が起きてすぐに、気持ちよさそうに背伸びをしていますね。あの感じ。背伸びして自分の体を解き放つと、すばやくベッドから起き上がることができ、足取りも軽くトイレに行けます。

本格的に起きだす六時になると、ベランダに出て、朝の新鮮な酸素を深呼吸します。一、二、三とゆっくり心の中で数えながら、両手を頭の上に広げて、おへその下の丹田《たんでん》にまで、深く深く酸素を吸い込み、そして静かに息を吐き出しながら腕を下ろします。深呼吸を念入りにしたら、もう一度体の筋肉をほぐすために、両手両脚を伸ばす、腰をひねる、お腹をそらすといったふうに五分間ストレッチ運動をします。この間、常に酸素補給を意識しながら行います。

年をとると体が硬くなりがちですが、こうした簡単な運動をするだけで、私のような高齢なおばあちゃんでも、筋肉がよく動く、柔らかな肉体になります。柔軟な体を保つために、ぜひオススメします。

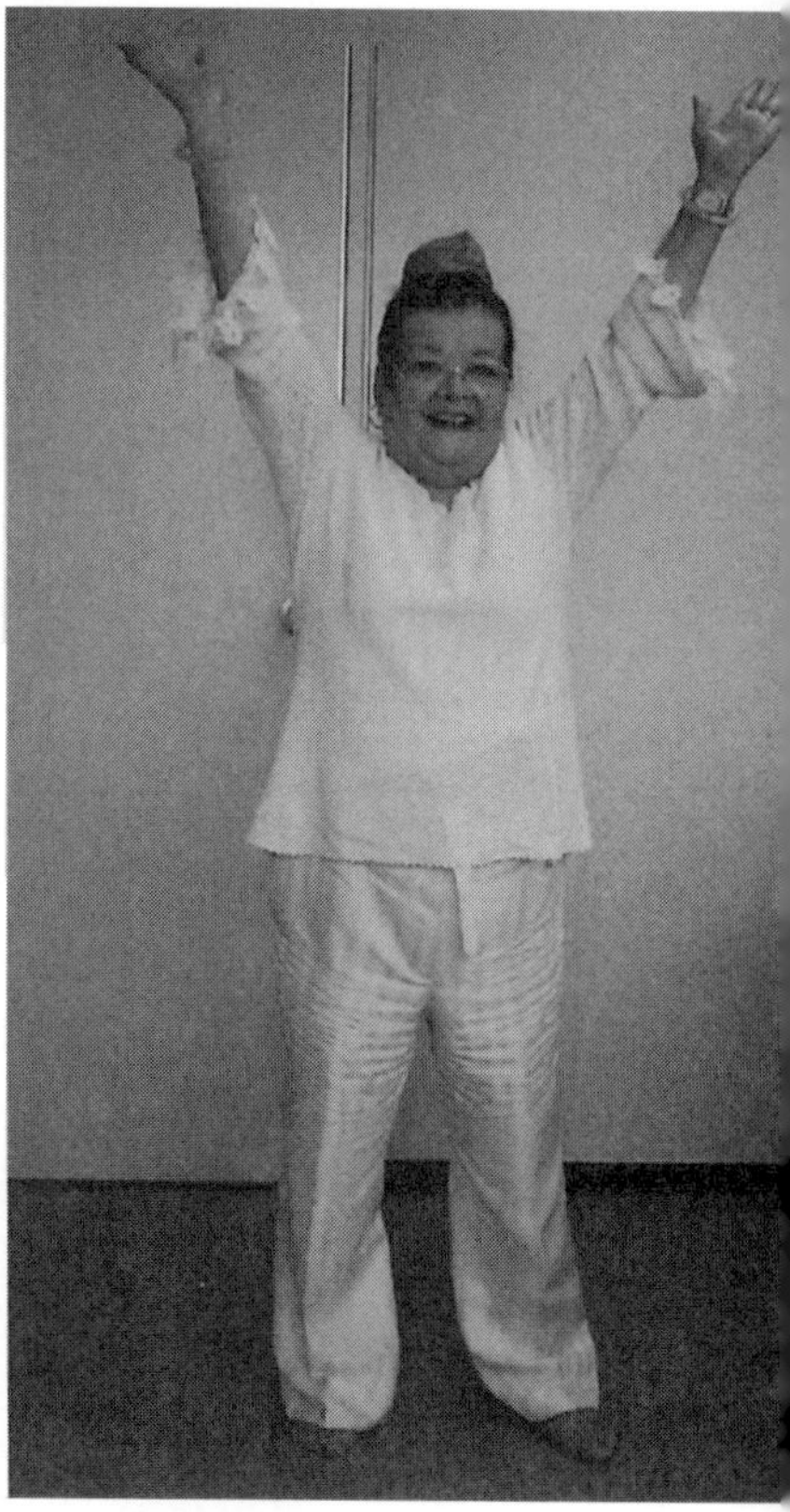

毎朝5分間のストレッチで、若返ります。

私のストレッチ運動は自己流ですが、全身の筋肉を伸ばすように意識してやります。年をとると呼吸が浅くなるので、深く酸素を吸い込んで、ゆっくりと行います。

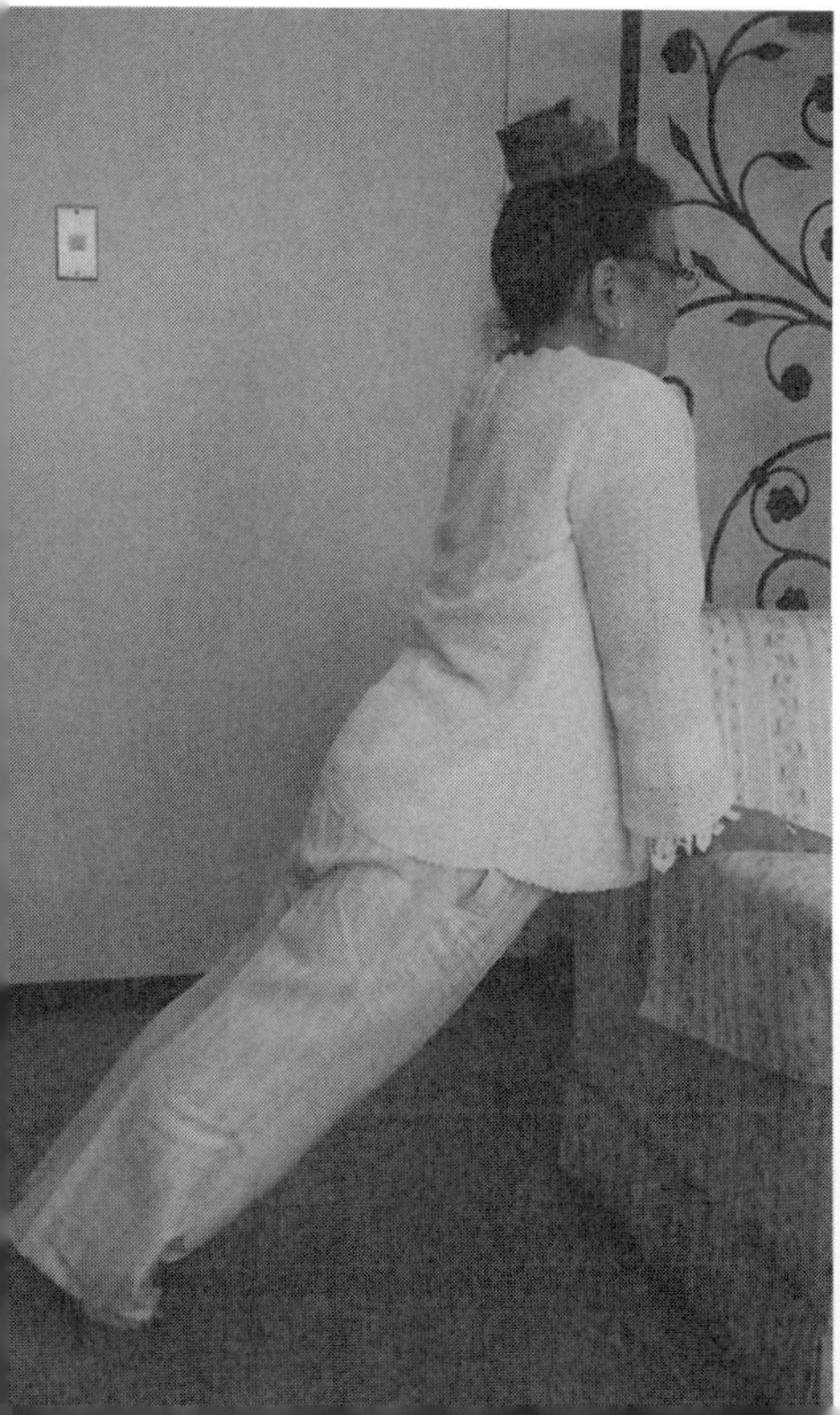

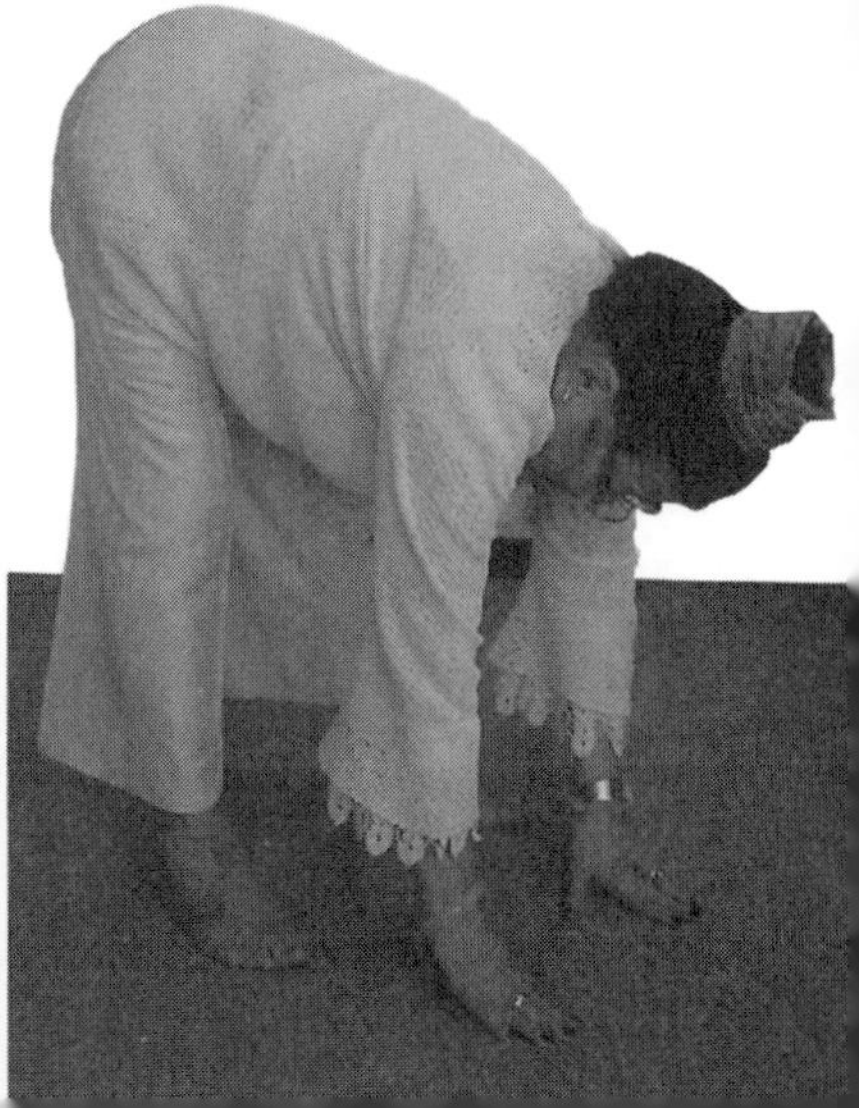

お風呂の湯船で足踏み一〇〇回。その日の疲れやむくみは完璧に取れます。

お風呂でのんびりリラックス、なんてよく言いますけど、私はできませんね、バスタイムはせいぜい十五分が限界です。お風呂嫌いなのです。だから温泉も行きません。でも、肌の排泄はきちんとやらねばならず、またイヤイヤ入浴するのではつまらないので、お風呂でも私なりの健康メニューを作って、毎日きちんと入浴しています。

入浴タイムは夜の十時。まずコップ一杯の水を飲み、脱水症状の防止とたっぷり汗をかく準備をすることから始めます。前にも述べましたが、年をとると体は水分が不足しがちですから、必ず飲んでから入ります。

かけ湯を数回し体を軽く温めてから、たっぷり湯を張った湯船へ。湯温は四二、三度はありますね。熱めのお湯じゃないと入った気がしないので、いくら熱い湯は体に悪いと知っていても、こればかりは譲れません。そのかわり、いきなり湯につかるということはせず、湯船の中で立ったまま、手すりにしっかりつかまって足踏み運動を一〇〇回、必ず行うことにしています。

水中で行う運動は、普通にするよりも数倍、運動効果が上がると何かで読んだことがあります。心肺機能もよくなるとか。水泳スクールに通うご老人は、みなさん若々しく健康的で、引き締まったいい体つきをしていますよね。私は、水泳スクールはちょっと遠慮しますので、その分、自宅の湯船で水中足踏み運動を行っているわけです。

お湯の中だと足が軽く動くので、一〇〇回なんてラクラクこなせます。でも、せっかちですからネェ、早く終わらせたい時は、歯を食いしばってガガガーッと早足でやっつけちゃう。数だけは律儀にさぼらずこなしています。

足踏みをしていると、汗が額からしたたってきます。一日働いて疲れてむくんだ足も、段々とお湯の中で軽くなっていくのが分かります。今日も足の疲れが無事取れた、と分かるこの瞬間がうれしい。一〇〇回足踏みをこなすと体はすっかり温まっていて熱いくらいですが、それから湯船に肩までしっかり身を沈め、三分ほどじっとしていま す。全身の毛穴を開き、汗と老廃物をしっかり出し切るためです。その日一日の疲れや汗、体にたまった老廃物は、その日のうちに取り除く。老化を防ぐ基本です。

湯船から出て顔と体を洗います。入浴用のガーゼタオルに石けんをこすり付けてよく泡立て、顔も全身も一緒にタオルで洗ってしまいます。タオルで力まかせにこするのではなく、泡で肌の表面を滑るように洗うのがポイント。ちなみに私は八十歳を過ぎてからはファンデーションを使っていないので、クレンジングクリームなどは使わず、石けんだけの洗顔で済ませます。また髪はサロンで、若手スタッフの技術チェックを兼ねて洗ってもらっています。

洗い終わって泡を流したら、ここでも私独特の方法が。真水で顔と体をパチパチと叩いてパッティングして、肌の表面に水が沁《し》み込むようにしています。石けんで洗ったままにしておくと肌が乾燥するからです。浴室を出たら、すぐにコップ一杯の水を飲んで水分補給し、顔が乾く前にすばやく化粧水と美容クリーム、夏なら乳液を塗って肌の手入れをします。

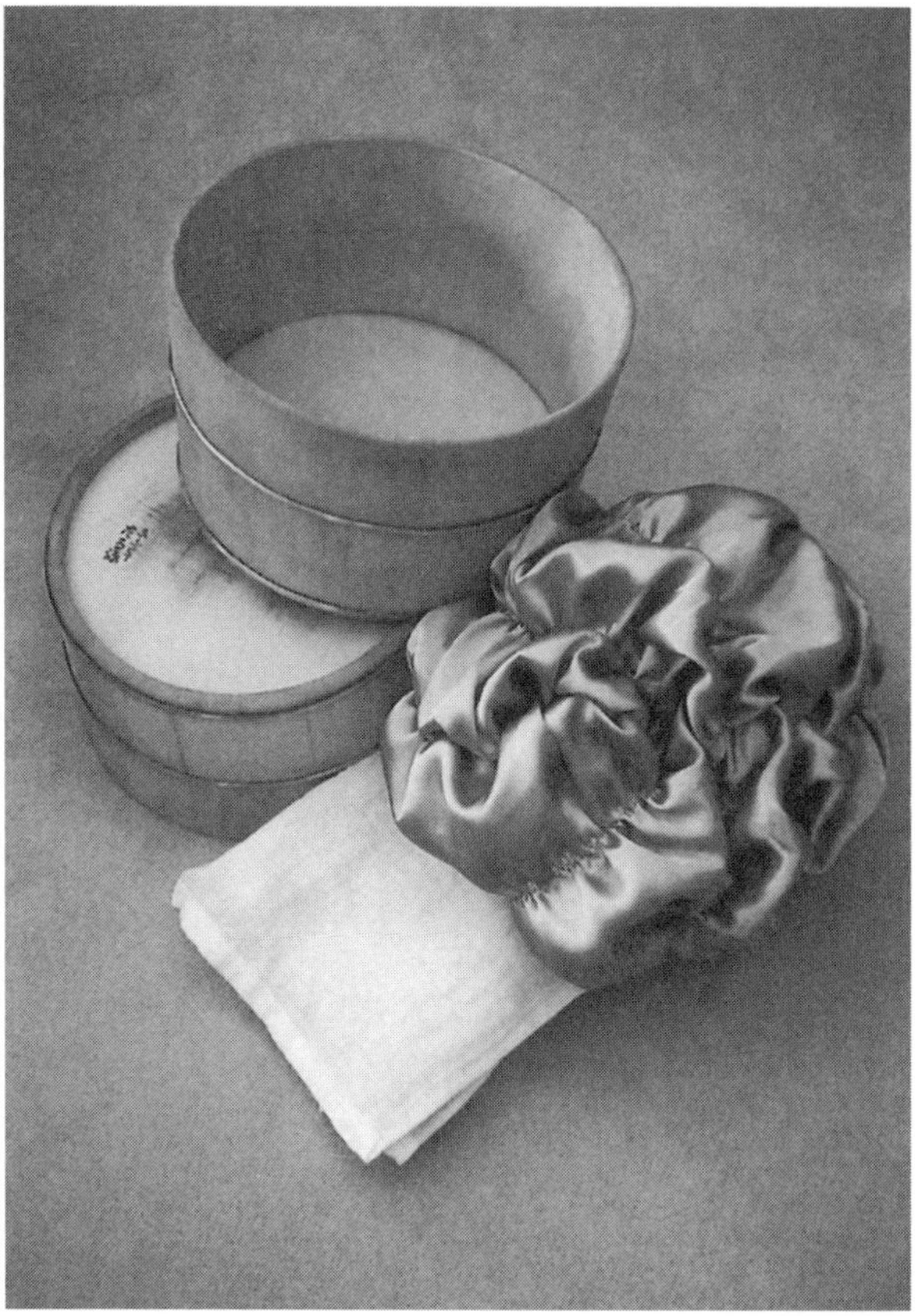

お風呂の小物にも、私のこだわりが。

お風呂嫌いの私ですけれど、楽しく過ごしたいからお風呂の小物にはこだわっています。ひのきの湯桶は京都の「たる源」製。入浴用綿タオルは表がガーゼで裏がタオル地になったもの。いろいろ試した結果、洗い心地が一番いいのです。お気に入りのフランス製のヘアキャップをつけて。

テレビを見ている時も、気が付いたら手や足をマッサージしています。

家でも仕事中の合間でも、ふと気が付くと手をマッサージする癖が身についていま す。手のひらを片方の手で押して指と手首を弓なりにそらしたり、じゃんけんのグーパーを繰り返したり、指と指の間や手のひらの真ん中にあるツボを押したり……。おかげで体も柔らかいけれど、手も柔らかでしなやかに動く。人と会話をする時にも、手が表情豊かに動くとステキでしょ。

夜、ソファでぼんやりテレビを見ている時も、手と足のマッサージだけはせっせと忙しくやっています。ソファの横にマッサージ棒やツボ押し棒が置いてあって、座ると同時に手にしていて、こちらもすっかり癖になっています。

ただし、電動のマッサージ機は持っていません。何の根拠もないですけれど、健康は気からですからね、イヤだと思うことはやりません。

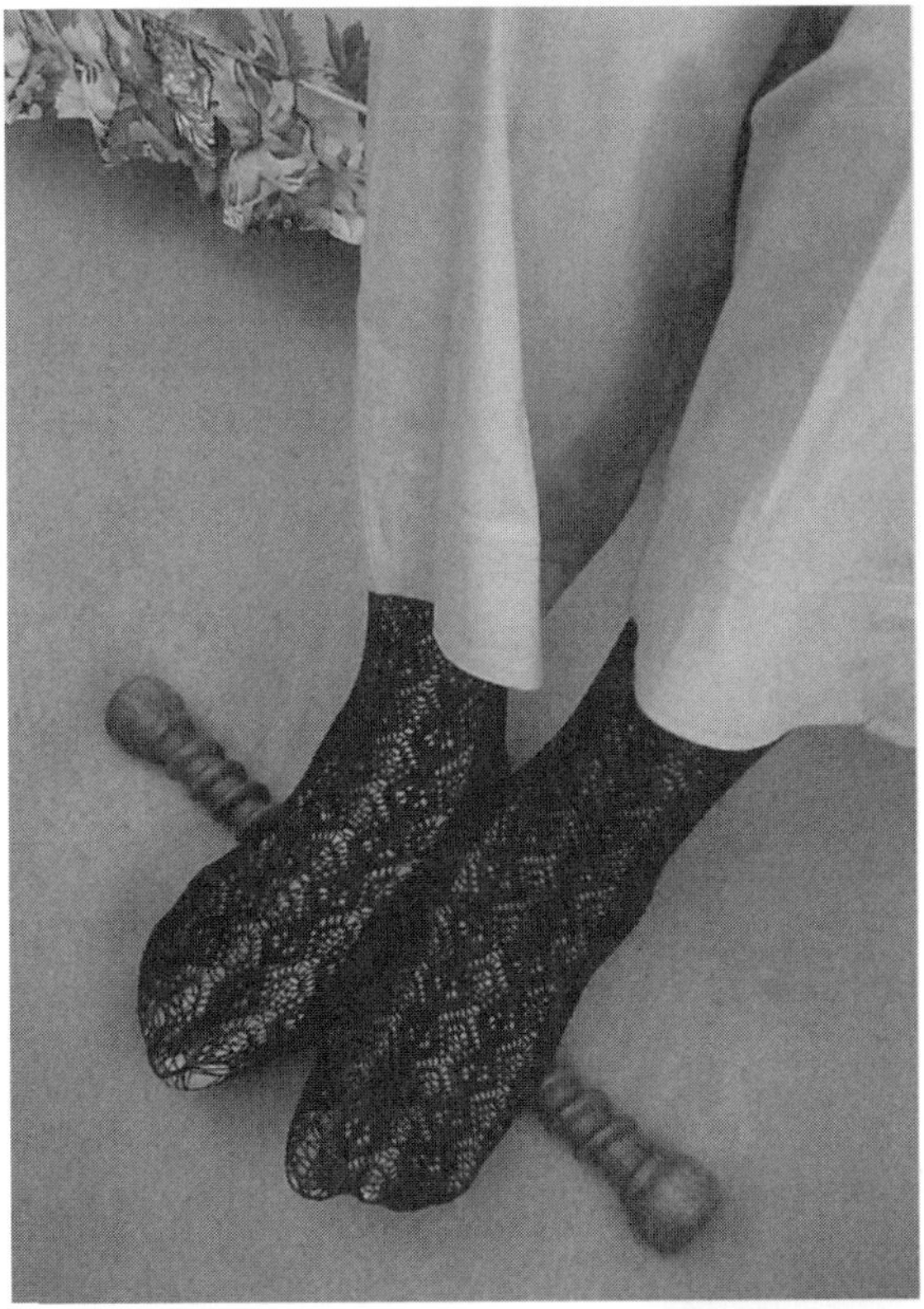

マッサージ機は手動で十分、電動だなんて怠慢です。

右の写真、中央左のマッサージローラーは、昔、フランスの製品をヒントに自分で考えて開発したもの。マッサージ棒は足の裏でころがしながら、ツボも刺激。テレビを見ながらのリラックスタイムです。

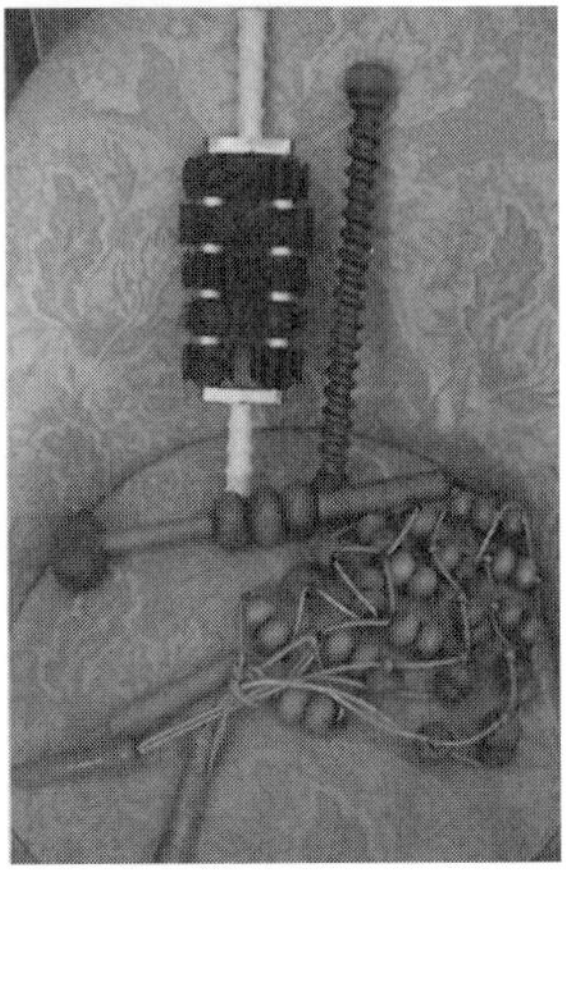

毎朝、念入りなブラッシング。おかげで髪は、今もフサフサです。

近頃の若い女性は、朝と晩の一日二回もシャンプーしている人がいるんですって？　そんなに洗ってばかりいたら、四、五十代で髪が薄くなってしまいますよ。

シャンプーは、洗いすぎると髪に必要な油分まで取りすぎて、頭皮も髪も乾燥してしまいます。頭皮の水分が足りないと、髪は抜けてしまいます。そのせいか、最近街で見かける女性は、みな髪の量が薄く、頼りない感じがしますね。ヘアカラーやパーマで見かけを美しくするのもいいけれど、髪は女の命、もっと手入れを念入りにしてほしい。

シャンプーは、多くても一日一回、弱酸性の刺激が弱いタイプで洗うこと。手のひらにほんの少しだけ取って、よく泡立てて使います。すすぎはぬるま湯で、最後に水をパシャパシャと頭皮にたたいてパッティングし、水を頭皮に浸透させます。その後は必ず油分のあるトリートメント剤を使います。

シャンプーを毎日しなくても、毎日丁寧にブラッシングすることは勧めます。シャンプーで洗うとすっきりした感じがしますが、ブラッシングのほうが髪をいためませんし、ほこりやゴミもちゃんと取れます。また地肌の血行がよくなり、髪にコシとツヤが生まれます。欧米の女性の髪は、間近に見ても美しいですね。彼女たちは毎日イノシシ毛か豚毛のブラシで、時間をかけて念入りにブラッシングしているから、髪が健康なのです。

もちろん、私も毎朝ブラッシングしています。私の髪は、普段は頭の上でお団子にまとめているからご存じないでしょうが、実は背中までのロングヘアーなのです。髪の量も豊かで、毎朝の手入れのたまものだと、ちょっと誇らしくお見せしたいくらい。

毎朝椅子に腰掛け、ヘアトニックで頭皮のマッサージを行ってから、長い髪を時間をかけてじっくりブラッシングします。同じ部分を八回ずつ、前髪と両サイドの髪は、イノシシ毛のやや大きめのブラシを使ってブラッシングし、後ろの髪の多いところは、やはりイノシシ毛でできた、タワシみたいな形の特大サイズのブラシを使ってしまます。どちらも五十年以上前に買ったブラシで、当時でもかなり高かったと記憶していますが、以来毎日使っているのに少しもイノシシ毛がいたんでいないの。モトは十分取れたわね。ブラシはナイロン製のはダメですよ。ブラシの摩擦《まさつ》で髪をいためるため、静電気がおきてしまいますから。動物の毛でできたブラシは、自然の油分が含まれており、地肌をいためません。

髪がいたんでパサついている人は、五回シャンプーするうちの三回を、オイルシャンプーにすると髪がしっとりしてきます。オイルとはオリーブ油か椿油《つばき》のことで、この油を、髪を洗う前に、髪全体に少量塗ってよく馴染ませ、タオルで頭を包み、できれば約一時間おいて油をよく浸透させてから、普段どおりシャンプーします。シャンプーの後に油をつけたのでは、髪がベトベトになりますから、洗う前にしてください。シャンプーのすすぎが終わったら、いつも通り水で頭皮をパッティングします。

私の少女時代は、シャンプーなんてなくて、椿の実を砕いたものでこすったり、海藻を塩抜きして煮出した液で洗ったりしていました。私はこの時の経験を生かし、うちのサロンでは生の海藻で作った、オリジナルの海藻シャンプーをメニューにしています。薄い髪、パサパサ髪で悩んでいる人は、試していただきたいものです。

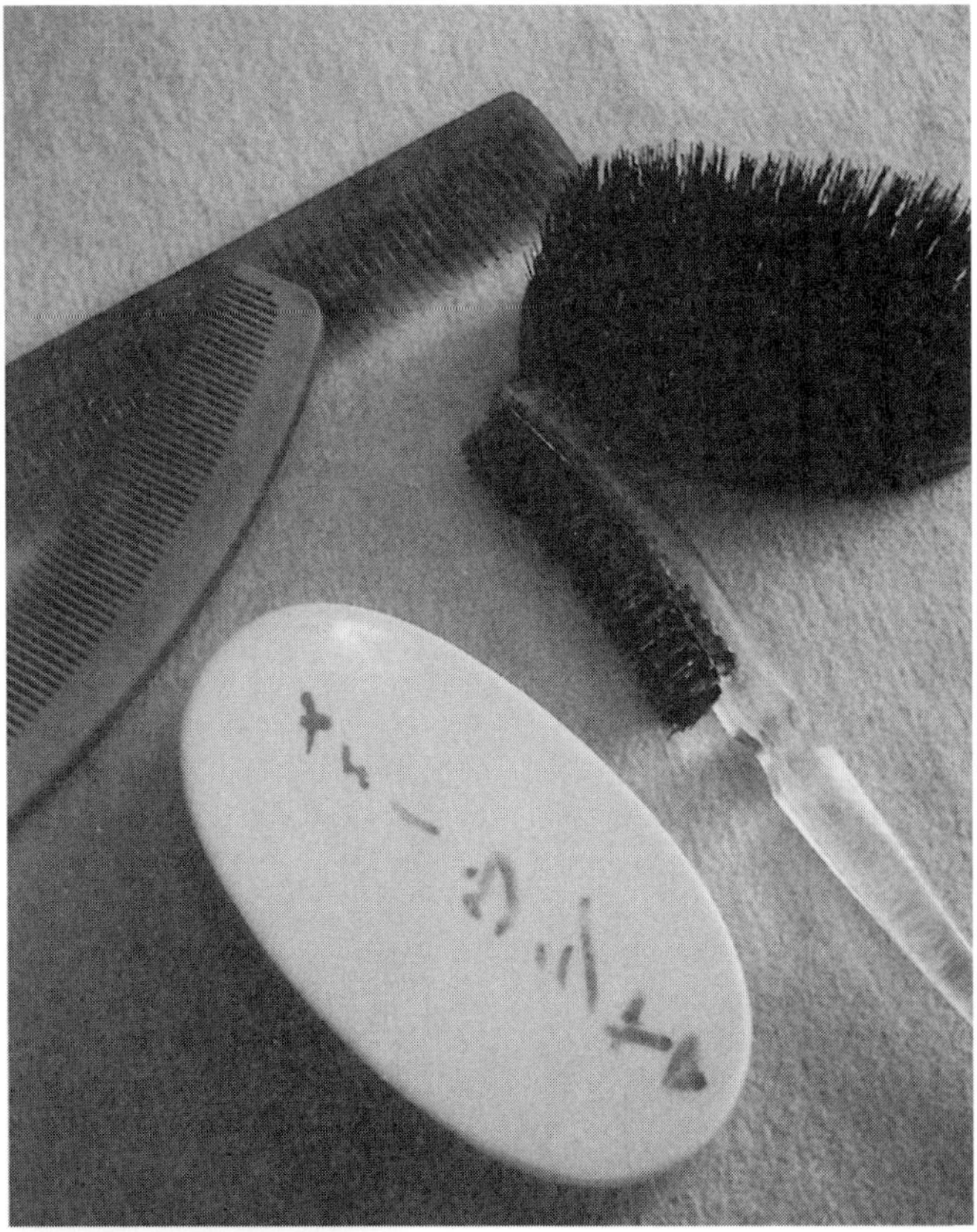

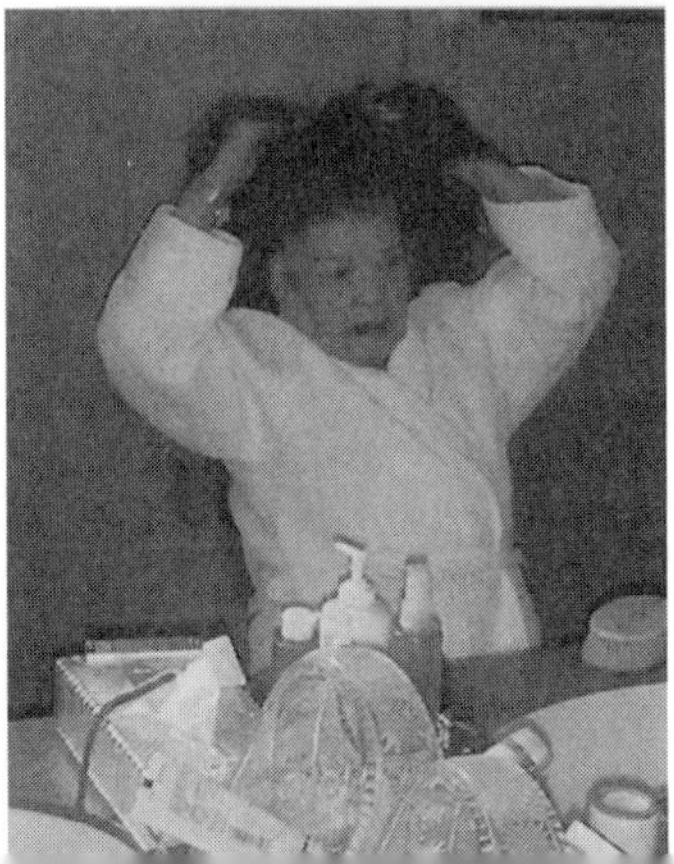

5分以上かけて、ブラッシング。

ブラッシングした後は、大きな三つ編みにしてお団子にまとめ、ヘアワックスでおくれ毛をなでつけます。約15分でメイ牛山スタイルの完成です。

一日に少なくとも三回、目を洗います。瞳に☆が出て(笑)、目薬など必要ありません。

風邪をひいてはいけないと日頃から気をつけているので、煎茶の出がらしや塩水でうがいをする習慣が身についていますが、その時に、ついでに目も洗っています。うがいをした後、同じコップに水をいっぱいに満たし、片目ずつ、水の中でパチパチとまばたきして水洗いします。朝の洗顔の後、外出から帰った後、夜の入浴後の最低三回。なんだか目が気持ち悪いなと思ったら、外出先でも洗っています。

これ、けっこう効くと思います。

一度ためしに洗ってみてください。目がスッキリして、爽快感があるのに驚きますよ。第一、モノがよく見えるようになりますから。普段は考えもしなかったでしょうけれど、顔や体と同じように、瞳の表面も、洗わなければ汚れてかすんでいるのです。涙で洗っているじゃないかと思われるかもしれません。でも、悲しいかな、年をとると涙もだんだん乾いてきちゃう。私は涙もろいから大丈夫、だなんて思われる方も、普段生活している時は、自然に出ている涙の分泌が減ってきているはず。朝起きた時、目がショボショボしているな、と感じることがありますよね。私もそうなのですが、あれも目が乾いているからなのです。

白内障や緑内障になる原因はよく知りませんが、私は目を洗っているせいか、目の病気にかかったことは一度もありません。目薬をさしたことすらありません。しかも目を洗うと、水が涙の呼び水になるせいか、洗う前よりも瞳がウルルンッとして、潤んでいる感じがします。少しは色っぽく見えるかしらネ。

そうそう、マスカラをしている人は、マスカラをクレンジング剤で落としてから洗ったほうがいいですよ。

年をとるとどうしても瞳と白目が濁ってきます。視力も衰えてきます。若い頃の澄んだ瞳にはもう戻れないけれど、少なくとも一日三回は目を洗えば、若々しい瞳の持ち主を目指すことはできると思います。

年齢を重ねた女性に粉ファンデーションは禁物。目元と頬のチークで、女っぷりが上がります。

化粧品は、毎年国内、海外のメーカーから数え切れないくらい新商品が発表されます。種類が多くて何を買えばいいのか迷ってしまいますね。私が考える、四十代以上の方に最低限持っていてほしい化粧品を、ご紹介します。

基礎化粧品では化粧水と、春、夏に使う乳液。秋、冬の美容（栄養）クリーム。化粧品を落とすクレンジング剤に、クレンジング剤を落とすふき取り用ローション、洗顔石けん、そして酵素パックです。

化粧水は、自分の肌質を見極めてから、ひきしめるタイプか、水分、油分で潤すタイプかを選んで買ってください。アルコールの多いスッキリする化粧水は、使いすぎるとかえって肌に負担をかけるから注意して。乾燥しがちな秋・冬は、水分と油分を補うタイプでいいのですが、夏に同じものを使うとベトベトしてしまいます。冬と夏ではタイプの違う化粧水を選ぶとよいと思います。

シワ、乾燥対策に美容クリームは必需品です。私は定価五万円の自社製品を使っていて、毎日ほんの少量ずつ、手や足にも塗って手入れしています。高いですけれどクリームの伸びがよく、それだけの価値はあると自負しています。ただ夏は、よほどの乾燥肌でないかぎり乳液でかまわないと思います。クレンジング剤は、水で洗い流すタイプでもいいですが、洗い流したら必ず洗顔石けんで二度洗いすること。水が変わって肌が乾燥しやすい旅先では、ふき取りタイプのクレンジング剤を勧めます。

私は、一九六〇年代は五十歳の女性と言えばサザエさんのフネさんが普通だった頃に、これからの女性は五十歳を過ぎても社会で活躍し、輝いているべきと思って、五十歳以上向けのお化粧品を作りました。若い子向けの化粧品ばかり作るけれど、若い子はお化粧しなくても本当はキレイなの。「美しい年」ということで、ベルアージュというシリーズを作ったけれど、当時は全く見向きもされませんでしたね。「キレイなおばあちゃんを作ろうと思ったのはメイさんだけね」と、「徹子の部屋」に出た時、黒柳徹子さんに言われましたね。

私はここ十年くらい、普段ファンデーションを塗らないのですが、化粧している時の乾燥対策に、乳液を使います。小びんに入れて持ち歩いている乳液を、時々手に取ってほんのり温め、手のひらで顔を覆うようにして、やさしく押さえつけてやります。こすってはダメよ、化粧が崩れてしまうから。化粧の上に、乳液が薄いベールになるように付いていれば、肌が乾燥しません。酵素パックは114ページでも述べましたね。肌のくすみを取り、透明感を出すために週一回を目安に使ってほしいものです。

メイクアップ用化粧品で最低限必要なものは、リキッドタイプのファンデーションを、明るめと暗めの色を二種類。そしてアイライナー、アイブロウ（眉ずみ）、チーク（頬紅）、口紅です。

日本人の顔は平らだから、立体感のあるベースメイクをします。そのためにもファンデーションは二色を使い分けて。鼻は高く、目の下は明るく、目じりから顎にかけてのえらの部分には陰影ができるように。ファンデーションは、おでこにはけっして塗らないこと。周りから薄く伸ばします。おでこに塗ると、どんなに薄くても厚塗りオバサンに見えてしまいます。肌が乾燥しがちな人は、粉タイプのファンデーションは厳禁で

ファンデーションは、指の腹で叩くように薄く伸ばします。

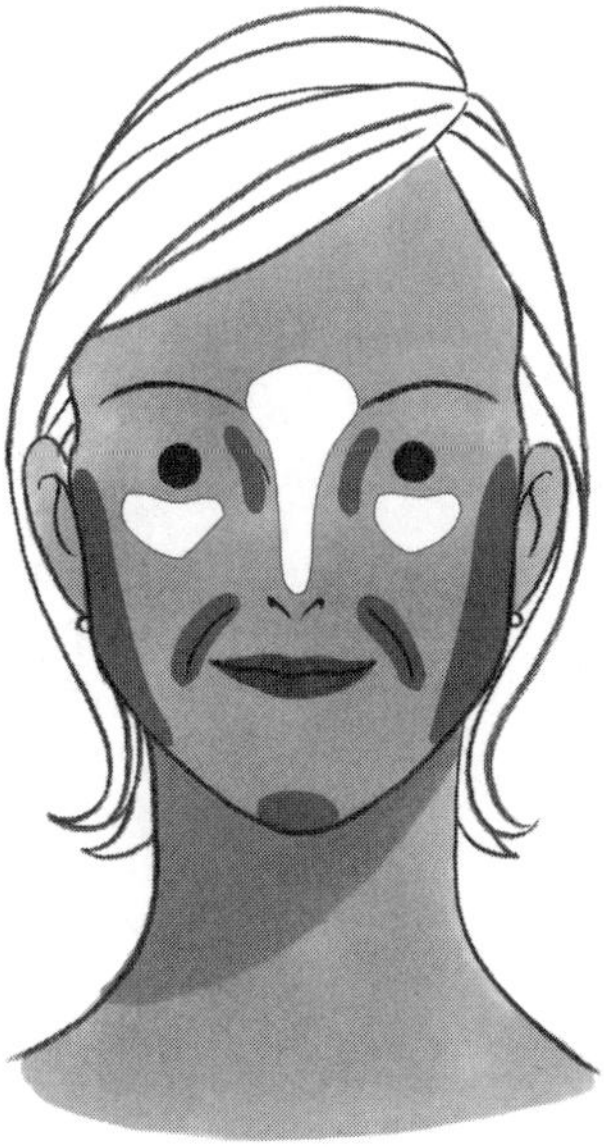

目の下には逆三角形に明るめのファンデーションを。口元のシワの上には暗めのファンデーションで目立たなくします。顎の部分は、顔が長い人は暗めを、短い人は明るめを。おでこと頬骨部分にはファンデーションを塗らず、周りから伸ばします。

地肌より暗めのファンデーション

地肌より明るめのファンデーション

す。水分が足りないから粉が浮いて、粉ふきイモになっちゃう。シワもよけいに目立ちます。そういう方、街角で大勢見かけますよ。手が汚れるから面倒とか言わないで、リキッドタイプを使ってナチユラルメイクを心がけてください。

私のメイクは、眉は弧《こ》を描くように自然に、アイラインは目じりを上げて引く。年をとると目にチカラがなくなるから、瞳にインパクトを出します。そしてチークでほっぺと目元に薄く赤味を入れる。これだけで若々しく、また女性らしくて色っぽい表情になります。

九十一歳の私だって、目元のタルミは気になります。目を大きくする秘密兵器、教えちゃいましょ。

若い頃の私の顔は、目が大きくて作りがハデだったのですが、寄る年波と重力にはさすがに逆らえませんでした。六十歳を過ぎてからは年々まぶたがたるんできて、目が小さくなってきたの。体にメスを入れるのは抵抗があるので、できません。でも目を大きくする方法は何かないかしらん、と考えた末、名案が浮かびました。

薬局で売っている、肌に貼る医療用テープを、細く小さく切り、目を覆うようにたれ下がっているまぶたの目尻に貼り付けてみたら、うまくいきました。二重まぶたにする、市販のアイテープの応用編ですね。

テープの上にアイラインを描けば、誰にも気づかれずパッチリした目になります。本当は、おでこのシワにもこのワザを使いたいけれど、やりすぎもナンですからね、シワも愛嬌と思ってガマンしています。

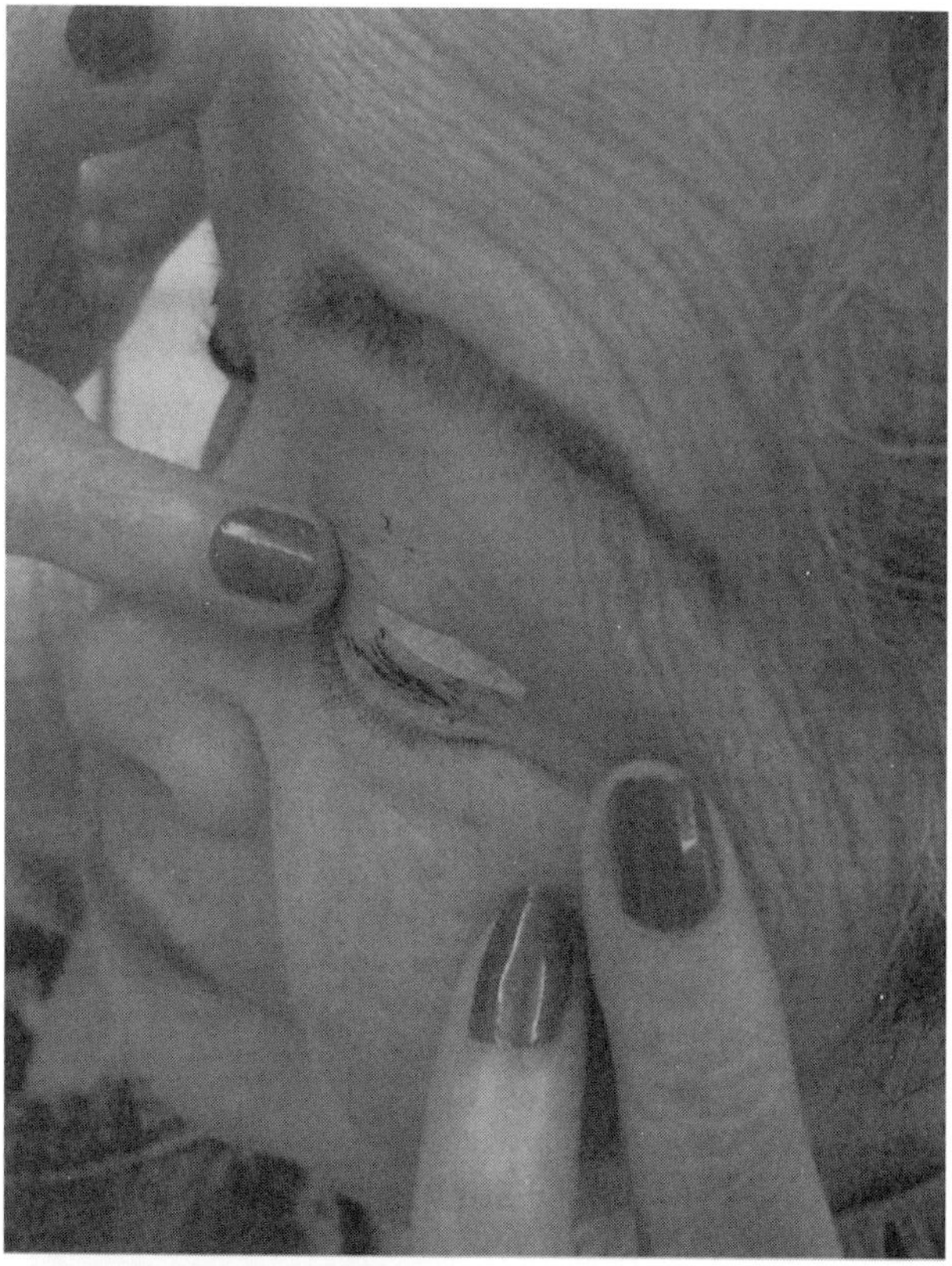

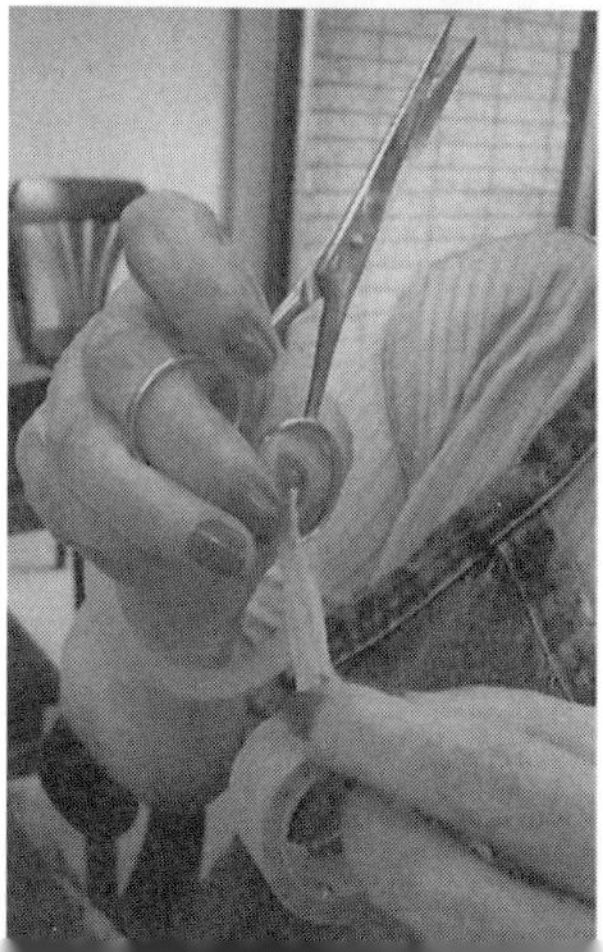

医療用テープだから、肌にも安心です。

目元パッチリテープの作り方と使い方。医療用テープを幅3、4ミリ、長さ1センチの細長い三角形に切り、目に覆いかぶさっているまぶたの、目尻の上に、シワを折りたたむようにして、テープを貼ります。その上にアイラインを描けばテープは目立ちません。

私の枕もとには赤い手袋が置いてあります。しっとりした手を保つため、手袋をして眠るのです。

指の爪にマニキュアを欠かしたことがありません。顔の美容クリームを塗る時には、ついでに手にも塗っています。週一回の酵素パックを顔にする時に、手にもパックをします。だから私の手にはシミがほとんどありません。

手がキレイだと、日常のなにげない所作《しょさ》がとてもエレガントに見えます。私がマニキュアの色を赤と決めている理由は、赤い爪がいちばん肌を美しく見せ、ツヤッぽい女に見せてくれるから。自分の手を眺めて、私の手はとってもキレイ、って思えるのは、とても幸福な、満ち足りた瞬間です。いくつになっても女の喜びにしたいと思います。

夜寝る時には、ベッドサイドに置いてある赤い手袋をしています。美容クリームの効果をうながして、しっとりとした潤いのある、〝白魚《しらうお》の手〟を保つためにです。

どうして赤い色ですかって？　だって、赤だと楽しい気分になれるでしょ。

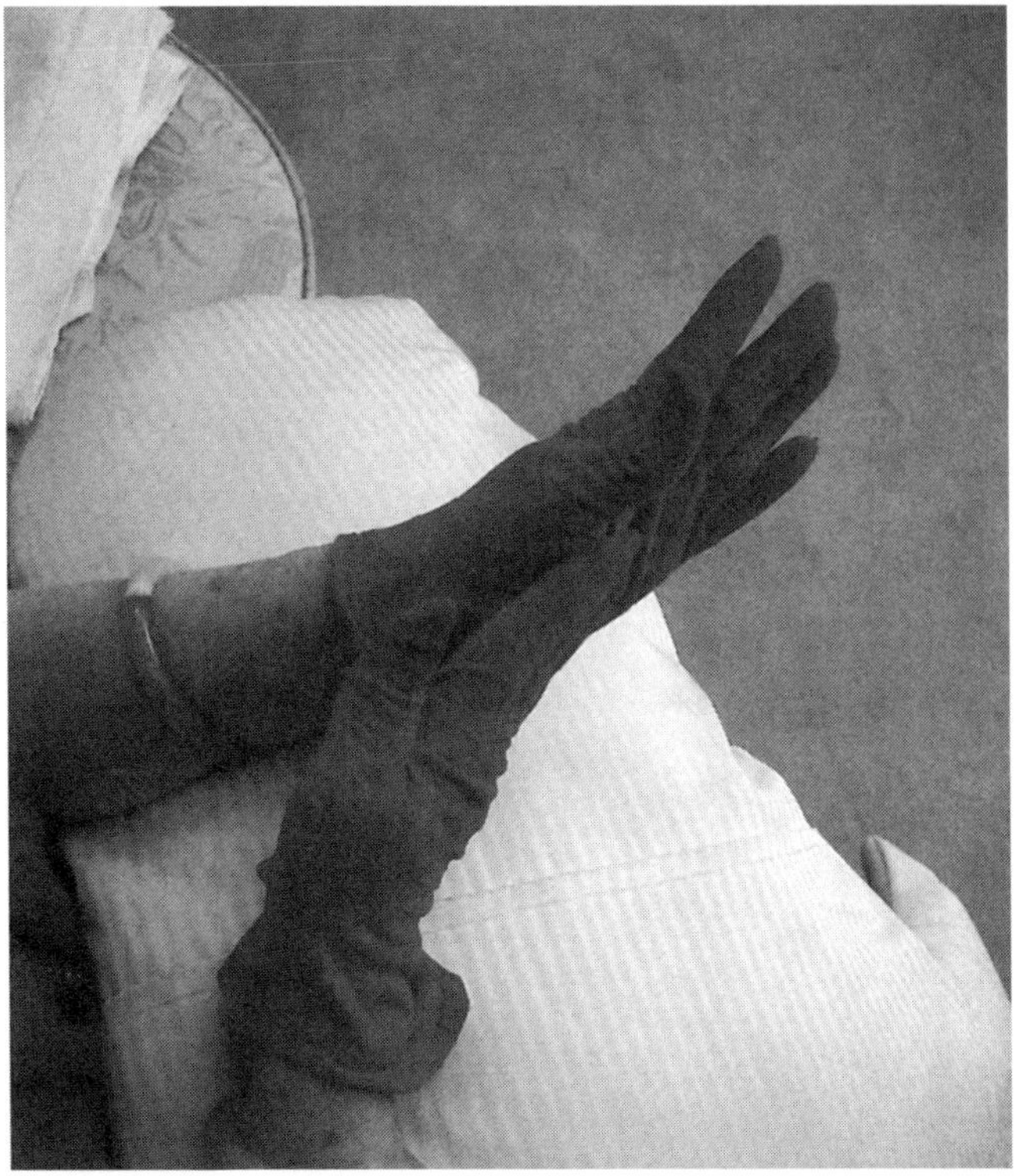

綿か絹の手袋を。手を乾燥から守ります。

以前は防寒対策として冬しか手袋をしなかったのですが、年をとるうちに、手が乾燥しがちになってきたので、一年中するようになりました。そうしたら前よりもずっと手がキレイになりました。手袋の効果は大きいですよ。

コルセット、赤いペチコート。女ですもの、いくつになっても下着選びは楽しまなくちゃ。

洋服を着る時には、夏でも必ず下着にコルセット（ボディスーツ）を身に着けます。娘時代からずっとそうしています。コルセットを着けると、ウエストがキュッ、背筋はピンッと伸びて、日本人のたよりない体型が立体的になり、洋服姿が実にサマになるのです。

昔アメリカで買って、今も大切にしている赤いペチコートがあります。当時、美容院のお客様が脚を組んだ際に、紺色のスカートの裾からチラッと真っ赤なペチコートがのぞいたのを見たのです。その美しかったこと。何十年経った今でも目に焼きついています。それ以来、赤いペチコートは私のオシャレ心をくすぐる下着になりました。赤、というだけで、着るのがワクワクします。すました顔で人と会っていても、実は今日は赤いペチコートなのよ、と密かに思うと、それだけで愉快になれる。親しい友人には、スカートを持ち上げてチラリと見せてあげる。今や余興の域ですけれど、いくつになっても、女は女ですね。

フランス製の下着、真っ白なハンカチーフ。女心をくすぐります。

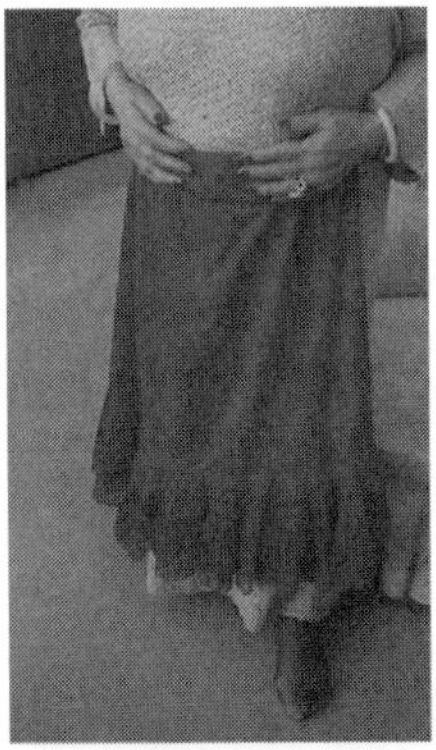

左が大切な赤いペチコート。下着はフランス製を愛用していて、娘がフランスに行く時に、まとめて買ってもらいます。同様に人に見せるものではないけれど、私が大好きなものにハンカチーフがあります。レースがついたもの、Mの頭文字つきのもの、すべて真っ白。300枚以上はあると思います。

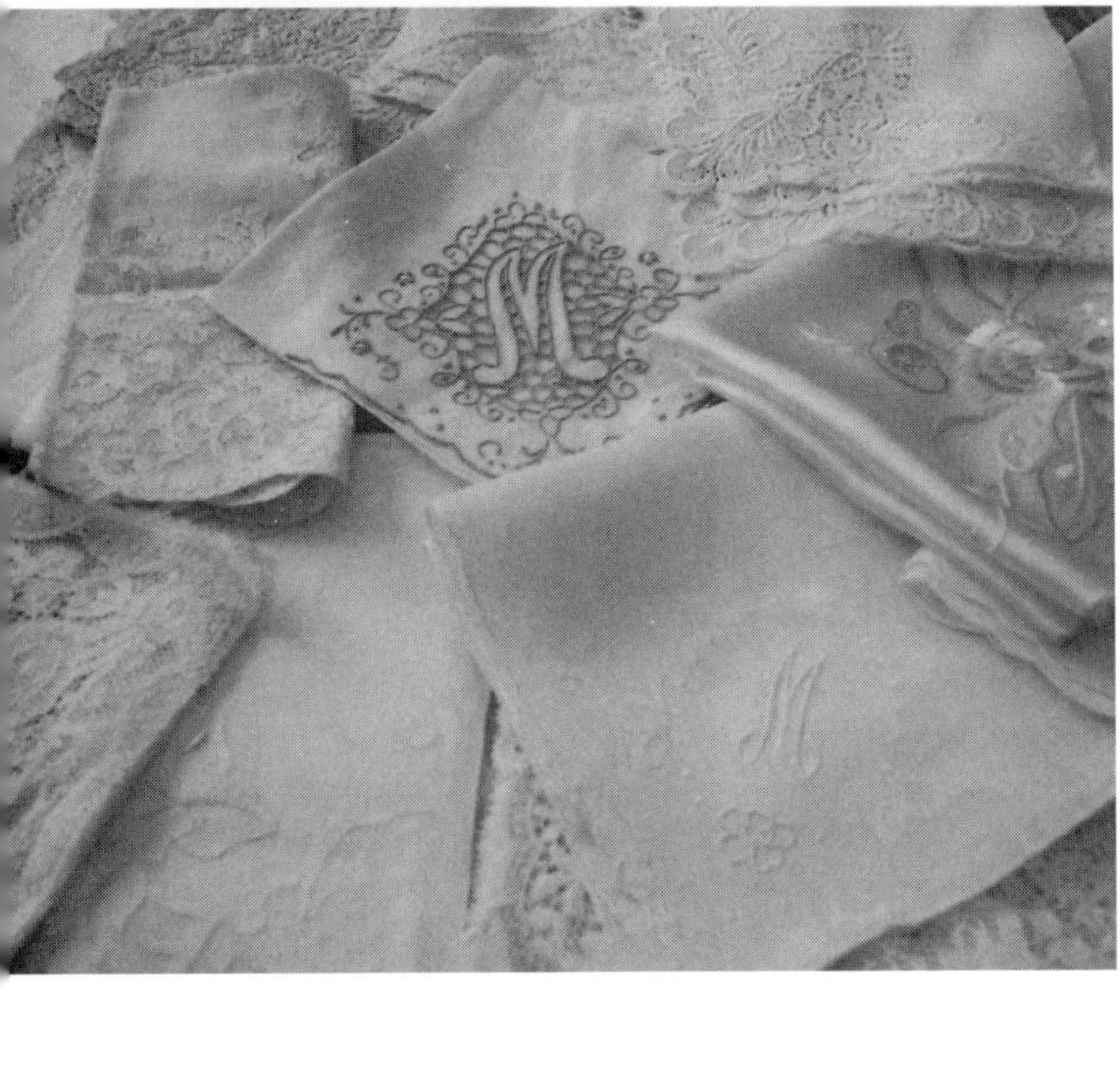

若々しいと、若づくりを、間違えてはいませんか？大人の女は額を見せるのが肝心です。

顔や肌はどう見ても四十歳は過ぎているのに、まるで十代の娘さんのような格好をしている女性を、最近よく見かけます。勘違いしていますネェ。若さということを。おそらく他人からは、「奥さんお若いですね」なんて言われて喜んでいるのでしょう。でもね、〝若い〟の意味が違うの。本当は「若づくりしていますね」と言われているのだってこと、早く気付かなければいけませんよ。

年をとっても若々しい人は大勢います。そういう人たちが、みんな魅力的なのも事実。でも、そういうふうになりたいと考えて、目指す目標を若者に据えるのは、大きな勘違いです。年齢は、どうやっても覆せない現実なのですから。どんなに健康に気を配っても、十代の肌も髪のツヤも戻ってはこない。十代、二十代のプロポーションを維持している方は、毎日厳しく鍛錬している、ほんの一握りの人ですよ。それを忘れて、見せかけだけを真似る愚かしさ。十代の娘のようなかわいらしさを演出したメイク、女学生のような前髪を揃えたセミロングヘア、ヤング向けの店で買ったと、ひと目で分かる洋服。これではかえって「私はフケていますす、でも中身は幼稚です」と声高に宣言しているようなものです。三十歳を過ぎた大人の女性は、見た目を大人らしく、立派につくったほうがいいのです。とくに日本人は外国人に比べて体が貧弱だから、よけいに大人っぽさを意識したほうがいい。服装もそうですが、とくに髪型。若々しいヘアスタイルとは、まず大人らしい風格を保ちながら、ハツラツとした若さ、元気のよさを感じさせなければいけません。簡単なことです。額を見せるのが肝心なの。テレビを見てご覧なさい。一流の仕事をしている人は、みんな額をスッキリ出しています。額を出したその表情はとても若々しくて、凛とした、大人のいい色気がありますよね。額は大人の美のキメどころです。シワがあっても隠さないで、出す。隠したければ、前髪の根元に立ち上がりをつけてから、サラッと下ろせばいいのです。

だらしない格好も、安っぽく見えて損しますよ。服装、髪型、メイクがいつもきちんと抜かりないこと。子供じゃマネできない大人の元気、美しさを身につけましょう。

藤原正彦・美子夫妻とメイ牛山のエピソード

メイ牛山の夫・清人と、数学者・藤原正彦さんは親戚関係にあります。ここでは、藤原さんの奥様・美子さんが過去に綴られたメイ牛山との思い出をご紹介します。

メイ牛山さんのこと

メイ牛山さんのご主人でありハリウッド美容室を創設した牛山清人さんが、作家の新田次郎と従兄弟の関係にあることをご存じの方は意外に少ないのではないだろうか。夫の家族はそんな関係で、メイさんや牛山家の方々とは古くからお付き合いをさせていただいてきた。夫の父、新田次郎は信州、上諏訪の町から霧が峰方面へ急坂を三キロほど登ったところにある小さな村、角間新田《かくましんでん》で育った。本名は藤原寛人。ペンネームの新田次郎は、角間新田の次男坊という意味である。

牛山清人さんの母上さわは新田の父、彦の姉に当たる。さわは角間新田の家で育ち牛山家へ嫁ぐが、看護婦をしていて結核に感染した妹を看病しているうちに、不幸にも自らも結核にかかり、幼い清人さんを残して亡くなってしまう。清人さんがまだ物心のつかない頃のことである。その後、清人さんは母親の里である角間新田の家に引き取られて育つ。清人さんは父より一回りほど年上だったので、父にとって大きな兄貴のような存在だったようである。

私が結婚してまもなく、六本木の牛山邸に招かれた。毎年五月になると牛山家では清人さんのために誕生会を催していたが、それはそれは盛大なものだった。広大な敷地の庭にたくさんのご馳走が並べられ、きらびやかな衣装の方々が談笑し、中には美しい女優もおられ、夫は新妻である私をおいて気もそぞろであった。まだ嫁いだばかりで親戚の顔もわからず緊張していた私には、女優よりも庭の周囲に張り巡らされた柵の中を走り回る数匹の勇ましい猟犬ばかりが記憶に残っている。

父が亡くなり、清人さんも亡くなると、しばらく牛山家との交流も遠のいていた。その付き合いが再び復活したのは、平成十六年に夫がフジサンケイグループの正論新風賞を受賞したことがきっかけだった。授賞式にメイ牛山さんをお招きすると、受賞のお祝いにと、当日着物を着る私のためにエステから着物の着付け、髪結いと、すべて引き受けてくださったのである。それまでエステに行ったことのなかった私にとって、ハリウッドビューティサロンのように肌を整えることから髪、化粧いっさいを引き受ける美容室は初めてだった。

授賞式当日、メイさんはお嬢さんのジェニーさんと一緒にいの一番に駆けつけてくださった。メイさんは私の着物姿を上から下まで目を走らせてまずチェックし、「大丈夫」という表情をなさった後、「長生きはするものねえ。新田次郎さんの直木賞の授賞式も、この赤坂プリンスの、この部屋で行ったのですよ」とおっしゃった。父が直木賞を受賞したのは昭和三十一年だから、四十八年も前のことである。そのとき九十三歳だったメイさんが、あっさり昨日のことのように言われたので、私は心底、驚いた。

その言葉を夫に伝えると、夫は言った。

「昭和十四年に親父とお袋が結婚したときも、銀座にあったハリウッド美容室で着付けをしてもらったそうだよ。親父が作家活動に専心するために気象庁をやめて心機一転、初めてのヨーロッパ旅行へ出かけたとき（昭和四十一年）も、また二十九歳の僕がアメリカへ留学するとき（昭和四十七年）も、メイさんは牛山さんと一緒にわざわざ羽田空港まで見送りに来てくださったんだよ。日頃気のきかない僕が珍しく気をきかせ、〝お忙しいのにわざわざ来てくださってすみません〟とメイさんに言ったんだ。するとメイさんが〝私、国際空港のこのロマンティックな雰囲気が大好きなのよ〟と言ったんだ。当時の羽田は国際線には赤い絨毯が敷かれ、飛行機が飛び立つまで見送ることができたからね」

授賞式でお世話になって以来、私はすっかり六本木のハリウッドビューティサロンを気に入り、毎月、伺うようになった。美容室の入り口に置かれた椅子にはよくメイさんが杖を手に座っておられた。マニキュアからヘア、メイクと寸分の隙なくお洒落をし、粋にお着物を召されたそのお姿は、美容に一生を捧げてきた人間の持つ気迫があった。メイさんの前に立つと自分のいたらなさをすべて見抜かれてしまうようでちょっと緊張したが、お話するのはいつも楽しみだった。

夫はメイさんとお会いするたびにいつも感心して言う。

「僕のセンスあふれるユーモアを誰よりも真っ先に理解して大笑いするのは、メイさんだ。あの頭の回転の速さといったら、すごいものだなあ」

普段、家でユーモアを言うたびに息子たちから「寒い」とか「痛い」と言われている夫は、自分のユーモア理解者であるメイさんを絶賛していたのである。

毎夏、我が家は夫の郷里、信州で過ごすのが恒例になっている。八ヶ岳の麓の畑で無農薬野菜を育てているのだが、私は収穫した野菜をメイさんによくお持ちした。直接手渡しできなかったときには、あとで必ず丁寧なお礼状が届いた。初め、差出人のところに「牛山正子」と書かれていたときには、メイさんからのものだとはわからなかった。あまりにもしっかりした骨太の字で、よもや齢《よわい》九十をはるかに超えた人の字とは思えなかったからである。

昨夏の猛暑のあと体調を崩されていたメイさんが、亡くなる直前まで私の差し上げた特大の土手かぼちゃをスープにして喜んで召し上がってくださっていたと、ジェニーさんから伺った。諏訪の澄み切った大気と日差しの中で育った、ごっついかぼちゃ。メイさんはそれを口にしながら、戦時中、清人さんとともに諏訪で暮らしていた若き日々を懐かしんでおられたのではないだろうか。

藤原美子著『夫の悪夢』（文藝春秋・二〇一〇年）より引用

藤原正彦（ふじわら・まさひこ）

お茶の水女子大学名誉教授。一九四三年、旧満州新京生まれ。東京大学理学部数学科大学院修士課程修了。理学博士。七八年、留学記『若き数学者のアメリカ』（新潮社）で日本エッセイスト・クラブ賞を受賞、ユーモアと知性に根ざした独自の随筆スタイルを確立する。著書に『名著講義』『日本人の真価』（以上、文藝春秋）、『国家の品格』『国家と教養』（以上、新潮社）などがある。

藤原美子（ふじわら・よしこ）

心理学者、エッセイスト、翻訳家。米国プリンストン生まれ。お茶の水女子大学修士課程（発達心理学専攻）修了後、数学者の藤原正彦氏と結婚し、三人の息子の子育てをしながら心理学の教鞭をとり、執筆活動を続ける。元ハリウッド大学院大学教授、筑波大学附属視覚特別支援学校講師。

メイ牛山・思い出写真館

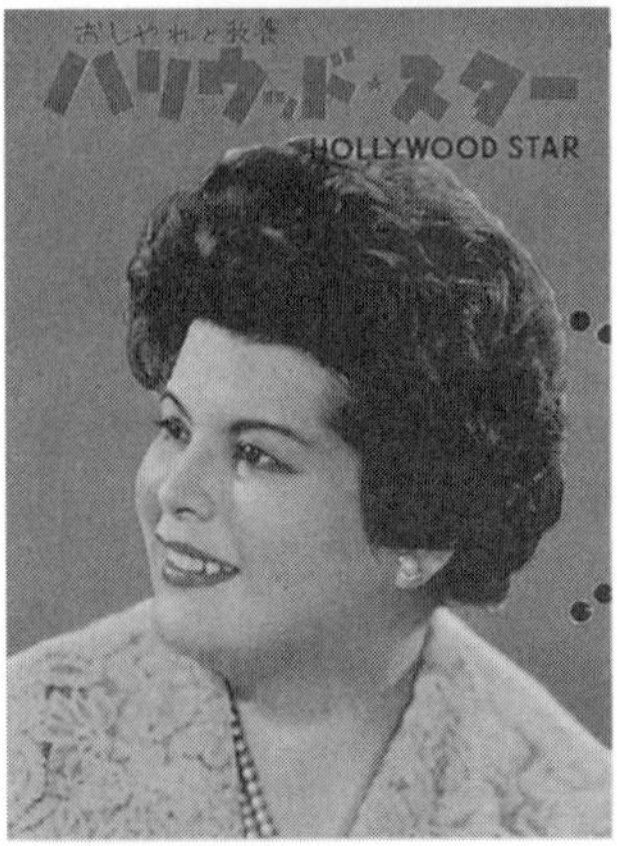

『ハリウッド・スター』誌は、昭和30年から刊行しているハリウッド化粧品のPR誌です。私はニューヨークで、ヘア技術をレオン・アメンドラー氏に、メイクをエディ・センズ氏に師事しましたから、そうした美容法を紹介するほか、ヘアメイクのさまざまなアイデアを発表する場でもありました。表紙を飾るのは女優さんやモデルさんですが、ご覧の通りかつては私自身も表紙を飾っていた時期がありました。

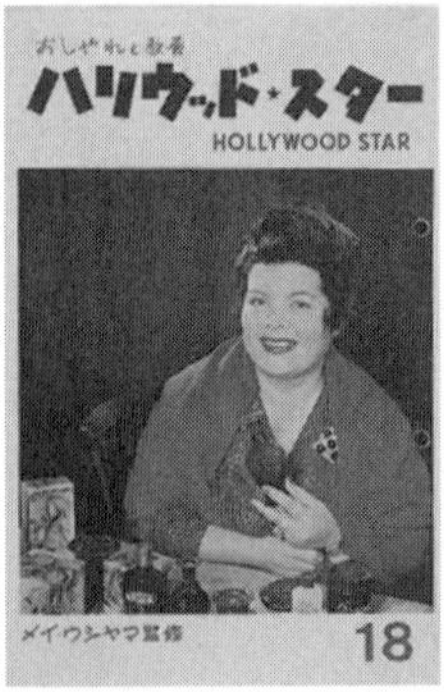

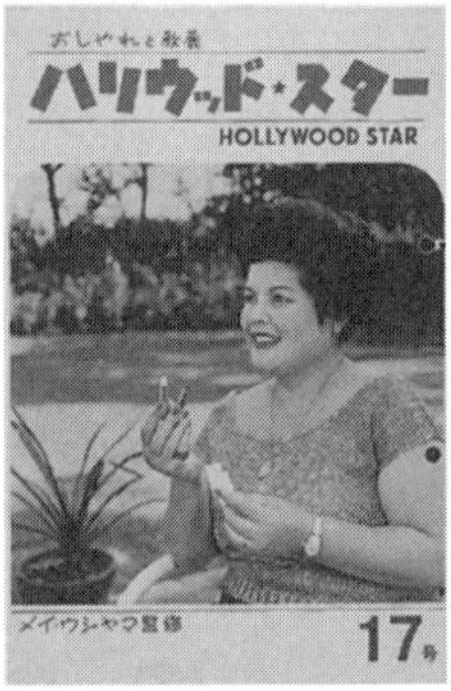

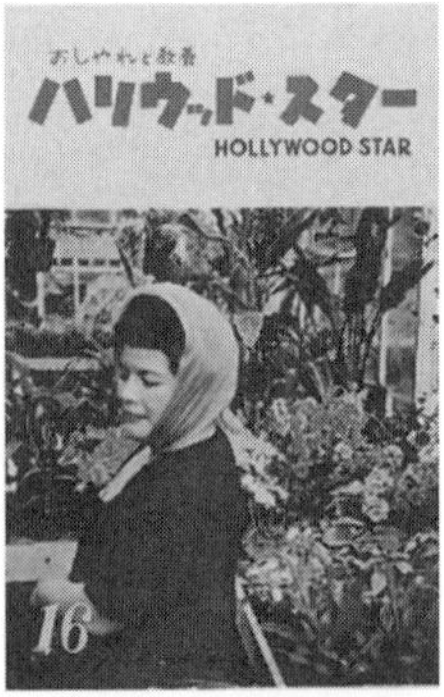

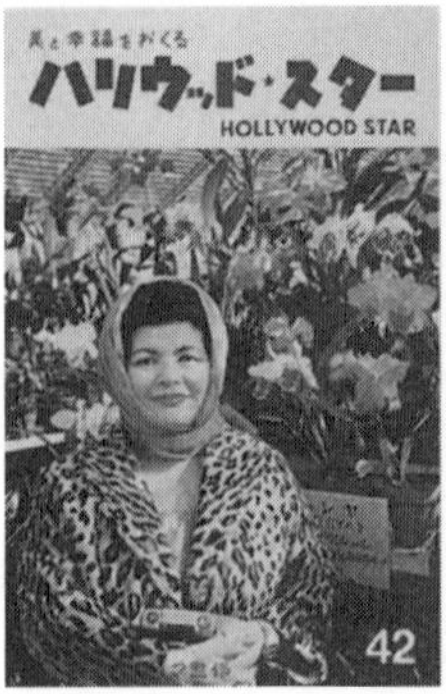

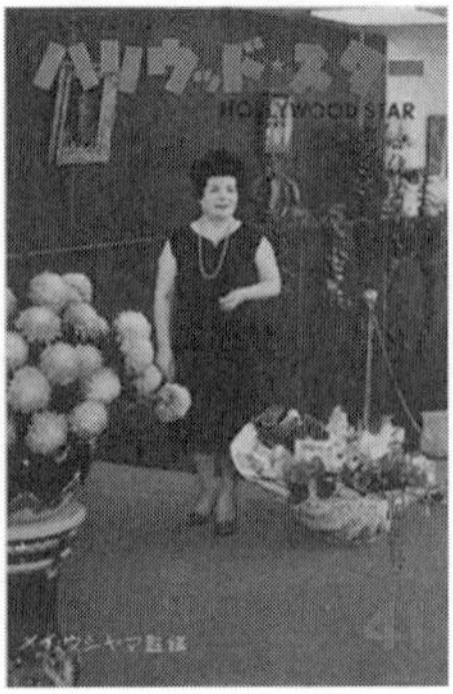

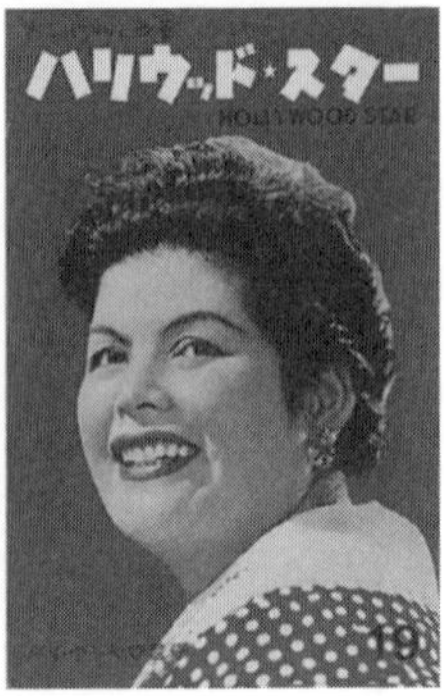

Part 4

だから長生きはするものなのです。

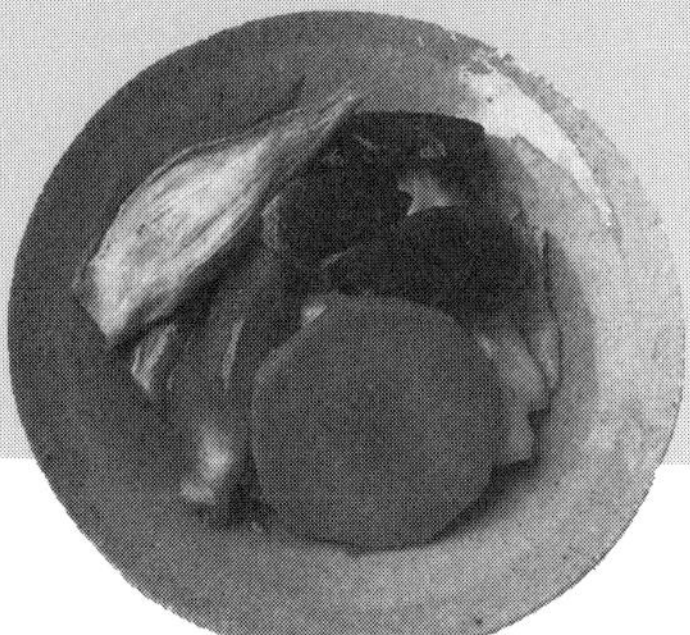

キレイなおばあちゃんが日本中にあふれたら、楽しいじゃありません？

日本の女性たちは、戦後間もない頃に比べれば、ずいぶん顔つきがよくなりました。これは日本の国が豊かになった、なによりの証拠だと思います。国民の生活条件がよくなったから、人相がよくなり、顔の作りもよくなったのですね。

でもね、欧米の国々の女性たちと比べると、現代の日本人女性は、まだまだ〝キレイ〟が上《うわ》っ面《つら》だけです。物的な面の充実はあっても、それに見合った精神面が十分に成熟していないからです。日本の中高年は、心に余裕のある成熟した大人になりきれていないから、本当の意味で、まだまだいい顔をしていないのです。

人間、生まれ持った容姿がモノを言うのは、せいぜい四十代ぐらいまでです。そこから先はその人の生き方が顔を作る。お金持ちでも心が病んでいたら、暗い顔になってしまいます。人生をつまらないと思っていたら、つまらない顔になります。これではダメ。前にも述べましたが、感謝の心を持って、自分らしい生活をしなければ。広く社会を見て、人を思いやれる心の余裕を持てば、成熟した大人になれるのだと思います。

まずは女性が率先してそうならなければ、ね。本来女性が持っている、おおらかに人生を楽しみ、美しくなろうとするエネルギーは、利己的なものではありません。周りにいい影響を与えるエネルギーです。女性は、いつも人生を楽しく美しく。暗い老後を送ってはダメです。周りを元気にする、キレイなおばあちゃんを目指してください。そしてキレイなおばあちゃんであふれたら、この国は、もっと豊かな素晴らしい国になると思います。

尊敬できる人と付き合い、いつまでも成長したい。私には素敵なボーイフレンドがいます。

すっかりおばあちゃんになった今でも、ボーイフレンドは欲しいわ。女性の友人とおしゃべりするのも楽しいけれど、男性の友人との会話には、それとは違った刺激がありますものね。でもボーイフレンドにしたい人は、一生をかけて何かに打ち込み、苦労を重ねてそれを習得した人がいい。そういう人は他人の心をよく理解します。そうじゃなければ付き合いたいとは思いません。

自分を磨いた人には、みなさん、光があります。周りがハッとするような、研ぎ澄まされた美しい光を放っている。私にはそんな光輝くボーイフレンドが、今、幾人かいます。といっても私が一方的に勝手にそう思い込んでいるだけで、先方はご迷惑かもしれません。まあ、憧れているファンのつぶやきだと思って、ここは大目に見てくださいな。

幾人かのうちの二人をご紹介しましょう。一人は作家です。八十三歳ぐらいの方。この人とは文通友達という間柄で、作家だけあって、手紙がとても素敵なのです。はがき一枚が、よくこんなふうに書けるわねって感心してしまう。高齢だから弱々しい字だけれど、とても丁寧に書いてあって、下種《げす》なこともさらりと表現してしまえる。私もこんなふうに手紙が書けたらなあと思います。

もう一人は文楽をなさっている人です。この人は名前を明かしちゃいますね、文楽の吉田玉男《たまお》（初代）さんです。伝統芸能の世界は世襲がほとんどですが、吉田玉男さんは外の世界から入ってきた人で、その分とても苦労されています。でもその苦労が、いい感じに仕上がっている。味のある方なの。

玉男さんとは、いつも会話らしい会話をした覚えがなくて、せいぜい文楽を観に行った時に、「元気ですか」「元気よ」と言葉を少し交わすぐらい。けれどそれだけで心がくつろいで、いい気分になれるのだから不思議です。この年になっても少女みたいな、楽しい気分になるものですね。

玉男さんの舞台がある時は、一公演で七、八回は必ず観に行きます。友人もたくさん連れていきます。玉男さんたちの動かす人形が、感情をきめ細やかに表現する様子には、いつもながら感嘆しますし、玉男さんの持つ素晴らしい日本の心にも触れる思いがします。こうした国の芸術を盛り立てている方には、尊敬の念を抱かずにはいられません。

私があんまり玉男さん、玉男さんと騒ぐので、近頃は孫たちまでも私をからかいます。ほら玉男さんがテレビに出てるよ、とか、玉男さんの本があったから買ってきたよ、とか。どうやら私の孫たちはみんな明るい大人です。

私のボーイフレンドは、みなさん自分のことをちゃんと仕上げていらっしゃる。自分というものをご存じです。

そしてみな美意識があります。でも堅苦しいことはお話になりません。何だかんだと人に講釈をたれるのは若い証拠。お会いすれば、ただ子供みたいにふざけてはしゃぐだけです。けれど、いい意味で枯れた人たちだから、ポイントポイントにさりげなく、いぶし銀のような話をしてくれます。本物の教養が身についているのですね。その点五十代、六十代の若い男は、生意気でよく講釈をたれますね。だから嫌いよ。

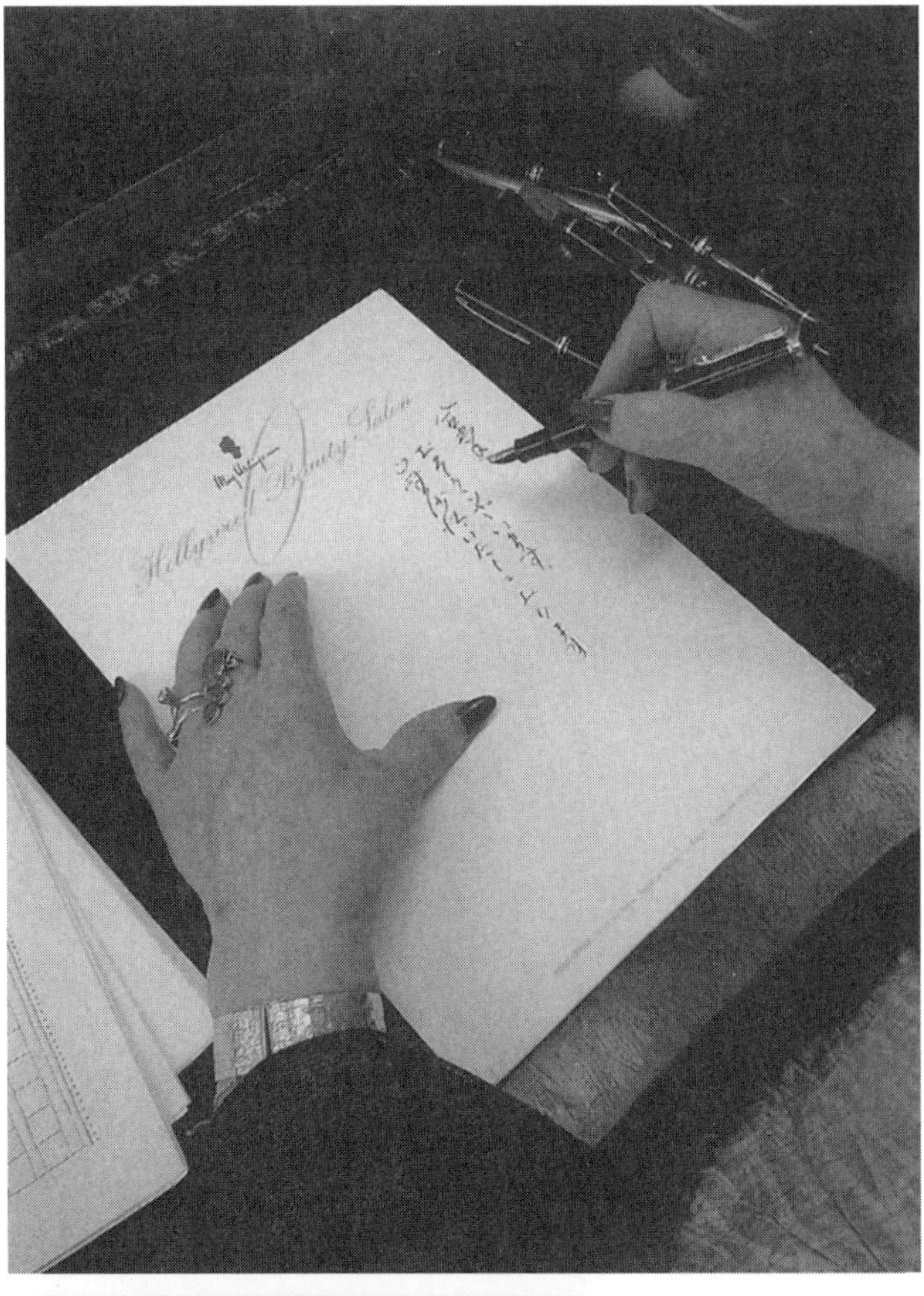

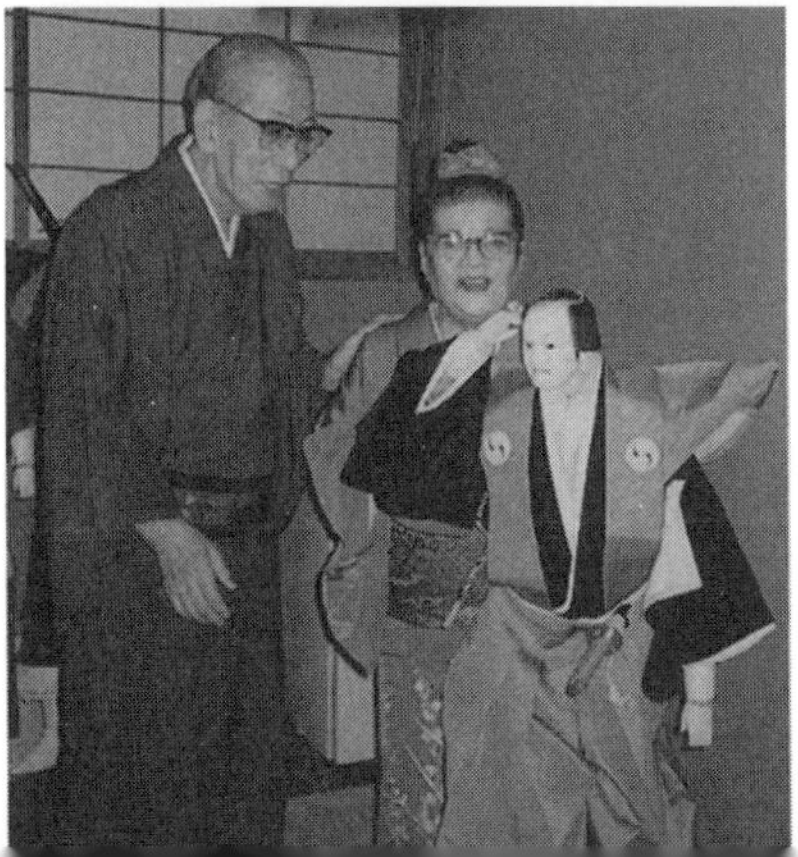

手紙のやりとりも、
一期一会《いちごいちえ》の気持ちで。

みなさんお仕事を持っていらっしゃるから、会うといっても年に数えるくらい。だから手紙は私にとって大切なコミュニケーション手段です。左は、文楽人形の動かし方を伝授してくださる吉田玉男さんと。

ベッドサイドには、懐中電灯にヘルメットも。避難用必須アイテムで、我が身を助ける備えをしています。

私のベッドの足元には、万が一のことを考えた避難用必須アイテムが置いてあります。

ヘルメット、懐中電灯、厚い靴下のままますばやく履けるゴム靴、大工道具、笛、拡大鏡、寝巻き、非常用食料、水、タオル、そして一反《いったん》木綿まで。一反木綿は、万が一のロープ代わりにと思って入れてあるのだけれど、ちょっと欲しい時にちょこちょこ切って使っていたら、すっかり短くなっちゃいました……。

必須アイテムのうち、小さいものは、キャスター付きの旅行かばんにまとめて入れてあり、暗闇の中でも迷わず片手でつかめるよう、置き場所を意識的に体に覚え込ませてあります。ちなみに私は、懐中電灯ひとつにしても、置き場所を覚えておき、いちいち見なくても使えるように、どこをどう押せばスイッチが入るのか、使い方も確認しておきます。そうすることで日常生活がとても能率的になるのです。

懐中電灯は、ほかにもトイレや居間など家の中に五、六個は置いてあります。いざという時の使い道を想定すると、どうしてもこれだけの数が必要だと思ったのです。

ここまで用意周到なのには、理由があります。私は、家族に頼らず自立した生活をしたいからです。自分の世話は自分でする、ということ。人は一人では生きていけないけれど、人をあてにして、甘えて生活するのは間違いでしょう。自分の世話は自分でしてこそ、人との付き合いがきちんとできると思うのです。

そのためにも、私、やっと三年前から老後の貯金を始めました。病気になっても家族に迷惑をかけないように。このお金は誰に頼まれても、めったなことでは出さないつもり。ずっとしまっておきます。

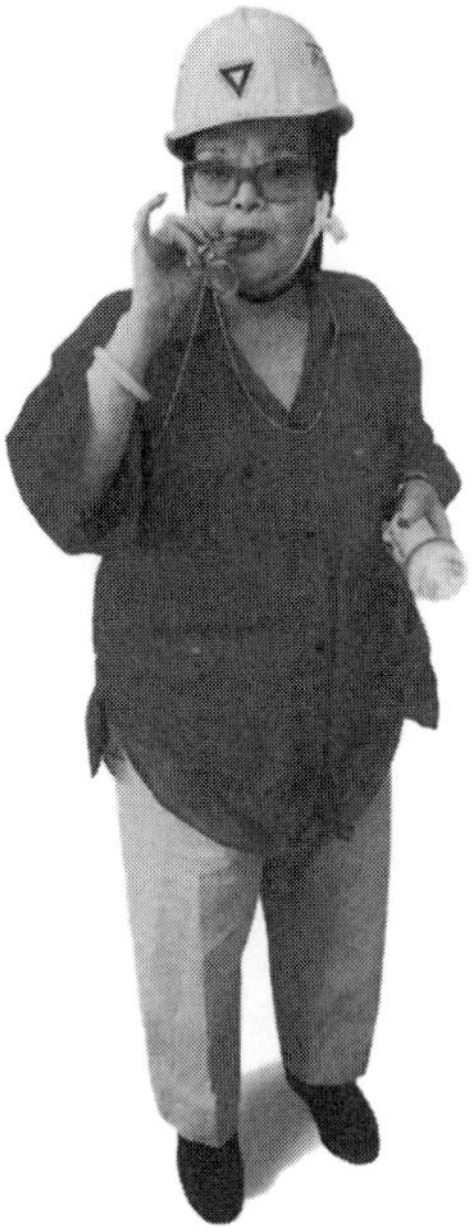

簡易避難スタイル。
本気です。

日記をつけ、メモを取る。忘れちゃった、ボケちゃったなんて言いません。

毎朝五時頃は日記の時間、そして夜十一時の寝る前にはメモを取る習慣があります。日記は「五年日記帳」を使っています。五年間分の日記がつけられるようになったもので、去年の同じ日はどうしていたのか、すぐに確かめられるから便利なのです。私の日記は、いわば備忘録です。例えば知人が昨日亡くなったら、一年後の一周忌にも花を贈ってあげたいと思うでしょう。そういうことを忘れないようにこの日記に書いておきます。昨日何が起こったか。知人の祝いごと、弔いごと。誰に何をいただいたか、あるいは何を贈ったか。何を買ったか。どんな服装をしていたか……など。

とくに前日の服装は、細かく書いておきます。私は学校、サロン、化粧品会社と行事で人前に出ることが多く、講演には私と私の話を楽しみに全国から大勢集まってきてくれます。演台に上った私がたまたま去年と同じ服装をしていたら、来てくださった人はおそらくがっかりしてしまうでしょう。講演内容にしろ、服装にしろ、以前と同じ話、同じ服ではフレッシュじゃなくなってしまうから、人間まで古臭く見えちゃいます。常に変わっていないと。美にかかわる仕事をしているわけですから、身も心もオシャレして、人を惹きつけるよう、心がけたいのです。

昨日の出来事を翌朝に書くこの方法は、私にとても合っています。仕事から帰ったら、難しいことは考えたくない。疲れているから字を書きたくない。夜はただのんびり過ごして寝るのがいいの。その代わり早く起きます。朝がいちばん頭が働いて、いろいろとアイデアが浮かぶから、かえって効率がいいのです。日記は小遣い帳も兼ねているので、前日何にいくら使ったか、どこにいくら送金したかということも細かく書くのですが、朝だとスイスイ思い出せるから、少しも苦になりません。この日記には、私のお財布の中身がすべて分かるように書いておきます。私が死んでも、税務署が日記を見さえすれば分かるように。この使途不明金は何ですかって言われたんじゃ、あの世にいても癪《しゃく》に障《さわ》りますからね。全部書いておきます。

日記に心情を吐露《とろ》するとか、秘め事を書くという趣味は、私にはありません。人に見られても平気なことを書きます。私が死んでも家族が戸惑《とまど》わないように、そういう必要なことだけを書く。心の秘め事なんてないのです。私は自分のうれしいこと、悲しいことなどを、みんな人に話してしまいます。いつも心はあっけらかんとして、わだかまりはありません。しゃべった後は何事もアハハと笑ってすませています。

ちなみに夜寝る前のメモは、次の日にしなければいけないことを書き付けます。その際あれこれ考えずに、忘れてはいけない最低限のことだけを書いて、細かいことは明日、と割り切って寝ます。翌朝そのメモを見て、一つひとつ用事を実行するのが楽しくて、それだけでも働いた気がします。逆にメモに何も書いていない日はつまらない。無駄に一日を過ごしたような気がします。

お手伝いさんに頼むのは家事だけと決めています。人に甘えるのは嫌いです。忘れちゃった、ボケちゃったなんて、言いたくない。そのためにも日記とメモは欠かせないのです。

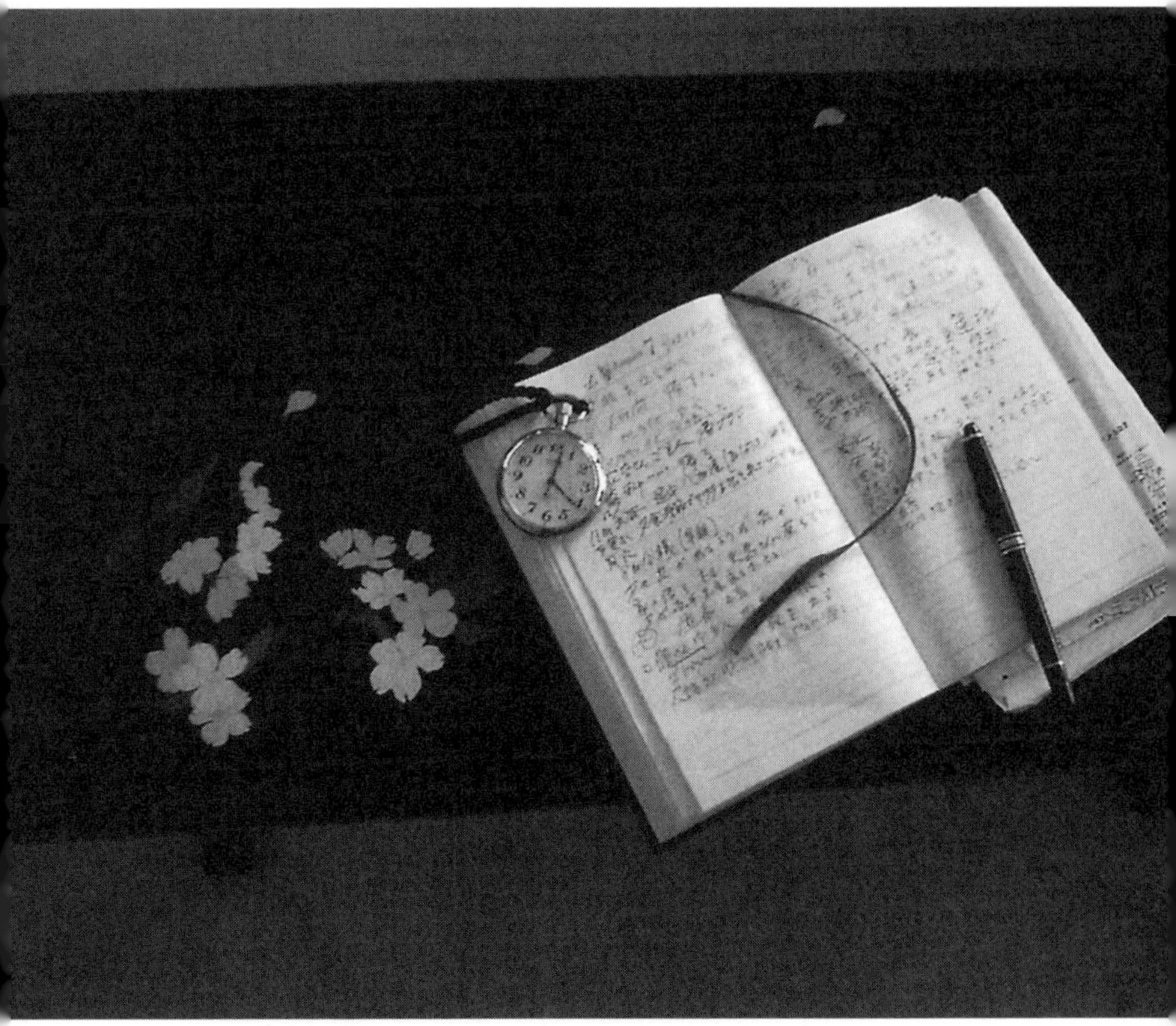

五年日記帳でオシャレの管理もしています。

いくらオシャレが好きといっても、洋服、和服それぞれ持っている数には限りがあります。「五年日記帳」で、以前はどんな服装をしていたか分かると、では今年はこんなスタイルにしようと、オシャレのアイデアがわくから便利です。孫が手作りしてくれた桜の花びらの散る文机《ふづくえ》で書きます。

七十歳以降は〝手放す〟のが仕事です。ただし、長年の生きる知恵はきちんと伝えて。

引退なんて考えたことがないのです。誰それが引退すると聞くと、怠けモンだなと思います。確かに引退する時期というのは、体力、気力を使い果たしてくたびれたか、あるいは若い人にどうにも太刀打《たちう》ちできなくなったかで、潮時と言えるのかもしれませんが。けれども、待っていましたとばかり引退、隠居《いんきょ》生活、毎日家で何もせずゴロゴロしているんじゃ、根腐れおこしちゃいますよ。

年をとると欲も得もなくなる、という言い方があります。物欲がなくなる、野心もなくなる。私に言わせれば、これは怠慢でゴーマンな年寄りのグチです。確かに年をとると捨てるコトが多くなります。出すコトも多く、交際費でもモノでもなんでも、人にあげるようになります。でもこれは当たり前のこと。天国には持っていけない、持っていく必要がないからなの。頭の毛でも体力でも、必要のないモノは落ちる、体から離れていくのです。

七十歳過ぎたら、手放すのが仕事なのですね。必要のないモノが段々となくなるのは、それから先の人生のために、手放して、身軽になるということじゃないかしら。植物をごらんなさい。花のまま枯れたりしない。花が咲いたまま枯れるのは病気です。花びらが一枚一枚散っていくのは、その必要がなくなったから。でも、まだ生きているでしょう。ちゃんと役割が残っているのです。自らが生き抜いて得たものを、実りを、次世代に残すという大仕事が。

人間七十歳、八十歳になると、健康であれば、〝勘〟がさえてきます。人の考えていることが顔を見ただけで分かるようになり、今まで気付かなかったことが分かるようになってきます。そして自分というものも、ようやく分かってくる。何者であるのか。何のために生きてきたのか。八十歳にして、天命を知るということね。この気付きが、人生のクライマックスにあるというのは、やっぱりそれを手放しなさいという神様のアドバイスじゃないかしら。これから生きていく若い人たちに、自分が得た人生の知恵や教訓を、ちゃんと手渡していくということ。お墓に持っていくんじゃなくてね。

会社や仕事を辞めて引退しても、自分が長年の経験で得た知恵は、上手に使うべきだと思います。別の生き方を模索すれば、知恵を受けるほう、伝授するほう、二つの幸せが生まれますね。

これからの時代は、そういう意味でもお年寄りを生かす場がもっともっと必要ですね。街や市民レベルでそれなりにやっているようですけれど。私が思うに、教育にもっとお年寄りを役立ててほしい。老人は、学校の先生になるといいのです。小学校、中学校は最適ですね。時には人生経験のない若い先生よりも、社会経験を積んだおじいちゃん、おばあちゃんのほうがずっといい。老人なら、〝教える〟ということに迷いが生じないでしょう。教えるということは、自分の経験、知恵を還すということだもの。

知恵や経験、研究したことは、記録にもきちんと残しておかなければいけません。私の自然食がまさにそうですし、ヘアスタイルなど私の美容面の作品も、きちんと残すつもりです。若い人は、自分の基礎を築くことに一生懸命で、お年寄りから習おうとしないところがあるけれど、お年寄りのほうからも、歩み寄る心の余裕が大切ですね。

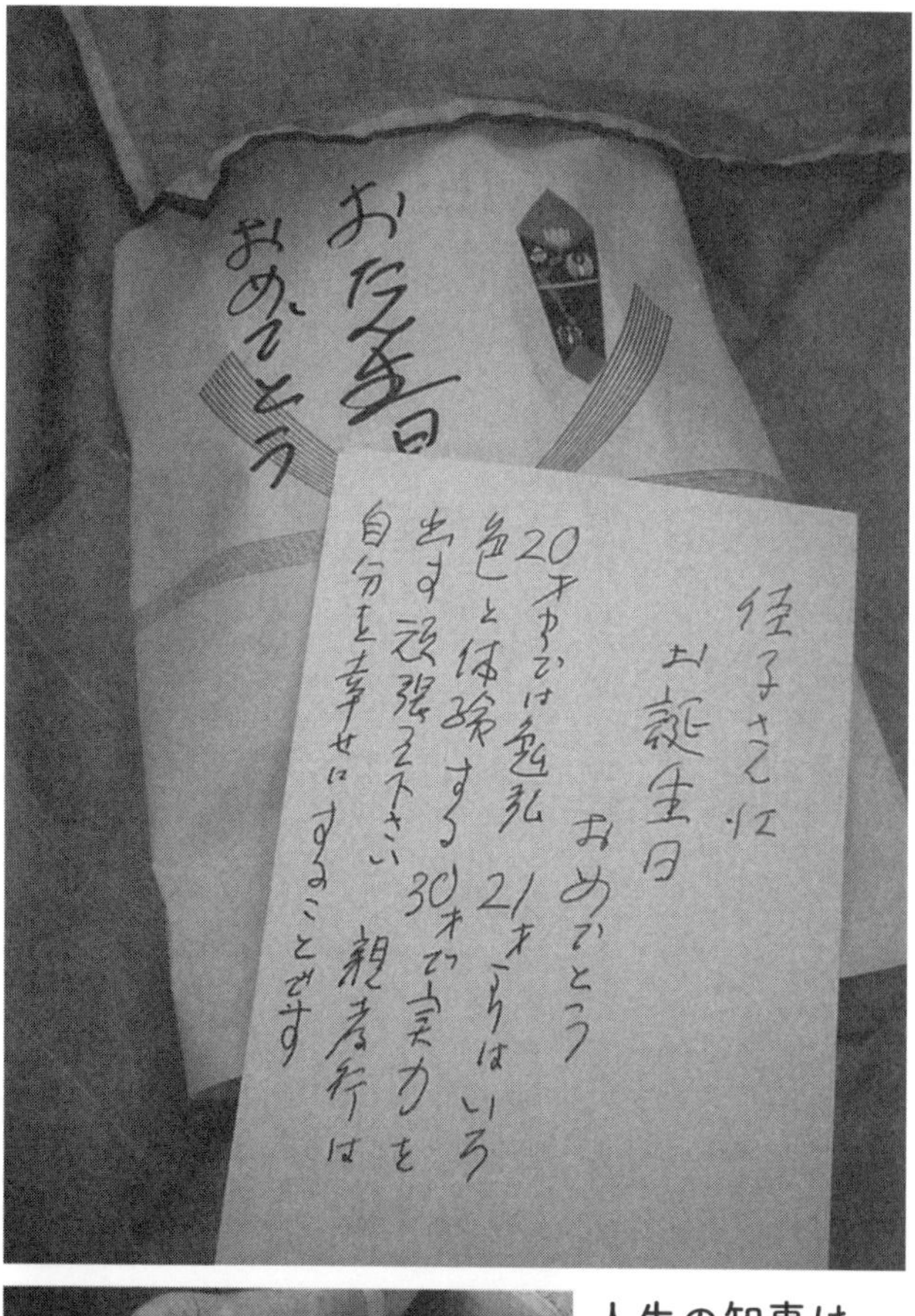

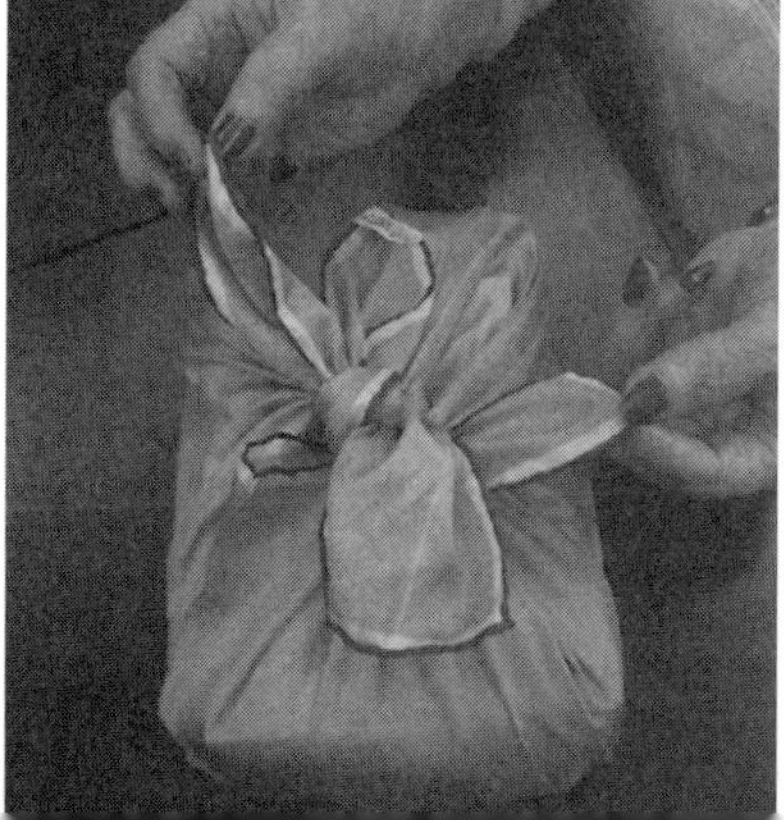

人生の知恵は、お墓に持って行ってはダメ。

9人いる孫の誕生日には、毎年プレゼントを渡しています。これは長男の娘へのもの。分相応の額のお小遣いとともに、親が教えられないようなことも書き添えます。「親孝行しなさいよ」とね。

百歳までは必ず生きる、と念じている。でもね、さらにその先二十年は長生きしたいのよ。

七十代以上の方に向けた、美容と健康、オシャレを啓発する活動の場を広げたい。それが今の私の目標です。

新しいビルに移ったハリウッドビューティサロンを舞台に、七十歳を過ぎた方たちへの情報発信基地をつくりたいのです。どうしたらこの先、健康で若く、楽しく、美しく生きていけるのか、またどうしたら人間的に立派に生きられるのかを、自分自身も徹底的に研究して、よりよいアイデアとその産物を提供していきたいと考えているのです。

七十代以上の方向けの、頭から爪先までキレイに若返るトータルな美容メニューも提供したいし、オシャレに関しても、ヘンに若づくりするのではない、成熟した大人のためのファッションを紹介したい。私の考えた、誰でもラクにひとりで着られる二十一世紀の着物を発表して、着物姿の美しい日本人をよみがえらせたい。

自然食をわかってもらう場も設けたい。もうすでに兆しは現れていますが、私の予想では、今後二十年の間に病人がものすごく増えるはずです。食への不信感をともなう事故も増えてくるでしょう。でも、それは、いわば旧時代の文化が破壊される時期だと思います。破壊があって再生がある。まったく新しい文化の芽生えの時期でもあるのだろうと思います。私は、この二十年先の食文化は、食事の本質に立ち戻り、昔の日本の自然な食事に戻るのではないかと思っています。明治とか大正時代の昔に戻るのではなくて、以前の家庭料理のように簡単に作れて、日本の気候風土に合った、生の自然の栄養を含んだ新しい料理ができるということ。つまり、私の自然食が次の時代のスタンダードになるはず。いえ、日本人の健康と美容のためにも、なって欲しい。そのためにも、私はもっともっと研究しないと。

やりたいことがいっぱい！　なのです。だから私、絶対百歳までは生きるつもり。もうそろそろ、なんて思っている人がいるかもしれないけれど、そんなの蹴飛《けと》ばしちゃう。百歳までは必ず生きます。そして本音を言うと、さらにその先二十から三十年は、長生きしたいのよ。

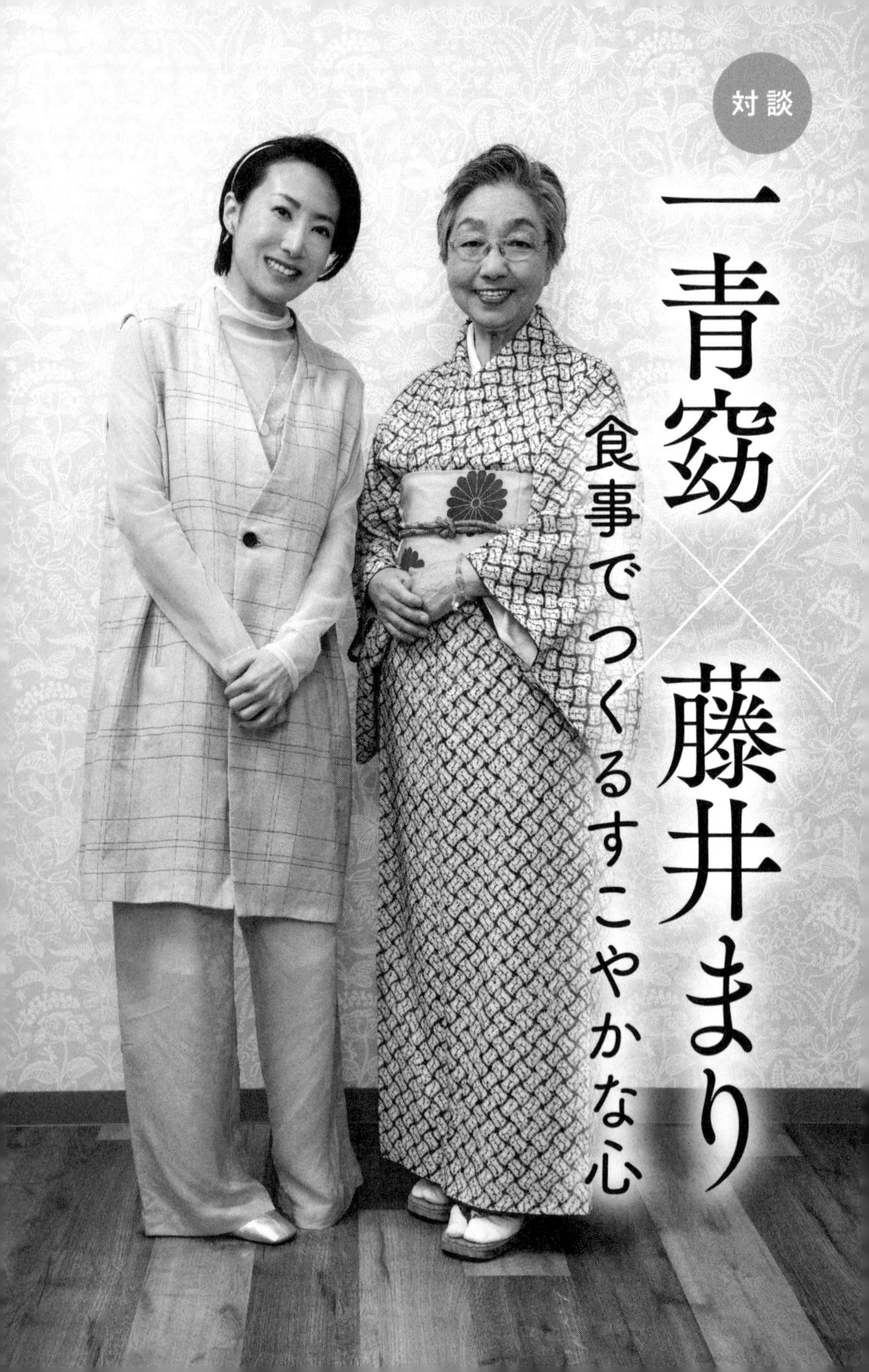

対談

一青窈×藤井まり

食事でつくるすこやかな心

一青　藤井先生が精進料理を始めたきっかけって何ですか。

藤井　夫が鎌倉にある臨済宗建長寺のお坊さんだったの。典座《てんぞ》という役職に就いていて、お寺のみなさんの食事を作る仕事でした。禅宗のお寺ですから魚とか肉は食べないから、野菜を工夫して調理していたのね。私もそれを見て覚えました。精進料理って「追いかけて逃げるものは食材にしない」とされています。だから魚、肉は、それに命の元になる卵は使いません。あとは「五葷《ごくん》」と呼ばれる野菜もダメですね。ニンニク、ネギ、ニラ、タマネギ、ラッキョウ、いわゆるにおいのきつい野菜類です。

私は、精進料理を教えていて、教室ではその定義にのっとった食材で教えますが、家では多少、魚もいただいています。ただ肉は、食べないわけではないけれど、あんまりほしくない年代にはなってきましたね。

一青　野菜はやっぱり無農薬で新鮮なものを使っていらっしゃるんですか。

藤井　なるべくそうしています。懇意にしている八百屋さんや農家さんから購入しています。

一青　私も野菜が好きですが、なかなか露地栽培や自然栽培のものって、普通の野菜より入手しにくいし、値段も高いですね。オーガニック食材店もありますが、お値段を考えると、やはりとくに若い人には難しいかもしれません。本当は若い人たちにこそ、水でも野菜でも、自然に近いものを採り入れてほしいと思うのですが……。

先生は野菜中心の食事にしてから、体が変わったことがありましたか。

藤井　そうね。やっぱりちょっと違いますね。そういえば以前読んだメイ先生の本の中に「その人の肌を見ると、どんなものを食べているのか見当がつく」とありました。

先生の美容哲学は、体の中がきれいだと、肌に影響する、というものだったから、うなずけます。昔、産経新聞の女性記者がメイ先生に取材されたとき、美容のことを聞きにいったのに、ほとんど食べ物の話だったと聞いて、その頃から先生は、食事の大切さを分かっていたんだなと思いました。

一青　韓国なんかは学校給食でもオーガニックですし、日本でも子供のうちからそういうふうに、いい野菜を摂れればいいなと思っているんです。

いま、遺伝子を組み替えて、遺伝子レベルでコンピュータ制御をして、太陽光にあてなくても育つ有機レタスなどが、オーガニックとして安価で販売されていると聞いたことがあります。これが有機野菜と呼べるのか、とてもトリッキーな感じです。そういう「人工的に作られたオーガニック野菜」と「本当に農家さんが愛情こめてつくった野菜」なのか、見極めが難しい時代になってきています。

藤井　生産者さんから買うのが一番いいんですけど、それもなかなか難しいですね。

一青　私の実家の近くに、四百年続く有機農家さんがあって、そこに無人販売所があるので、よく母が買っていたんです。スーパーには並んでいないようなヤマトウリとか、これどうやって食べるのかなと思うものまでありました。

藤井　産地が近くて新鮮。それはいいことね。

一青　母にしてみれば、スーパーに行くよりも近いという理由だったようですが(笑)。

でも、そういう野菜っておいしいんです。ドレッシングなんかいらない。オリーブオイルとレモンや塩でボウル一杯食べられます。

私の父が台湾の人なので、自然そのままの味の野菜が多い、台湾の味に慣れていました。台湾ではラッピングしないで、そのままワイルドに市場で売っています。そうした野菜は、苦味やえぐ味、渋味などがきちんと残っている。野菜本来の味です。だから台湾の家庭料理を作ろうとしても、日本の野菜では再現できない味なんです。土の味がするというか。それを母が頑張ってつくっていたんですね。

藤井　お母様は食に対する意識が高かったのね。おいしい野菜、食材とお料理で育てられたんですね。

一青　確かに私、健康体で、風邪もひきません。これは両親からもらった宝物かもしれません。

藤井　お子さんは三人いらっしゃるそうですが、野菜はお食べになりますか。

一青　みんな大好きですね。子供を見ていると分かりますが、単に甘いだけとか野菜本来の味がしないとおいしくないから、食べない。

藤井　そうなの。おいしかったら、子供は食べるんですよね。

一青　子供には、おいしく楽しく、たくさんの人と一緒に野菜を食べてほしいですね。

体が喜ぶ食事

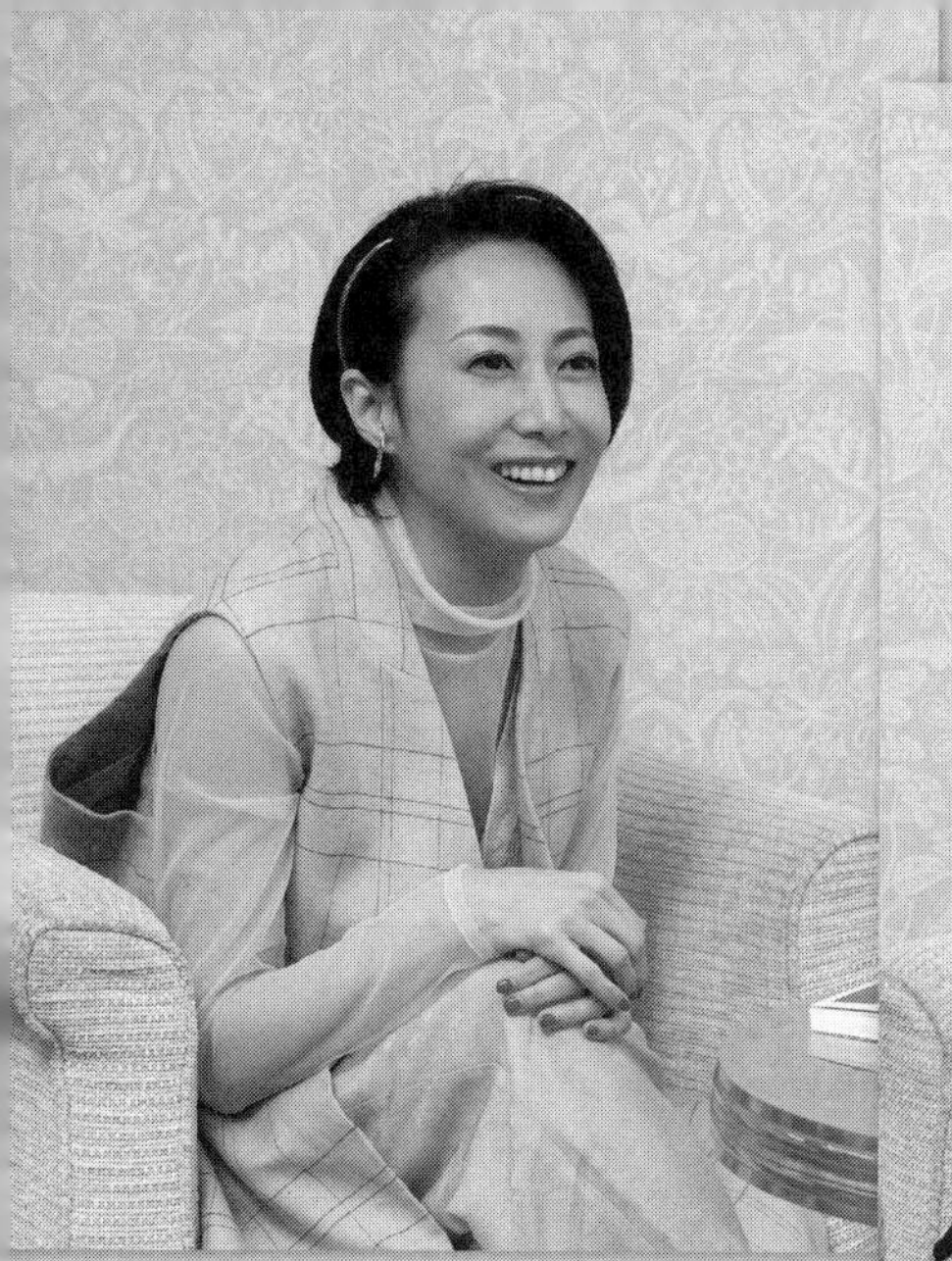
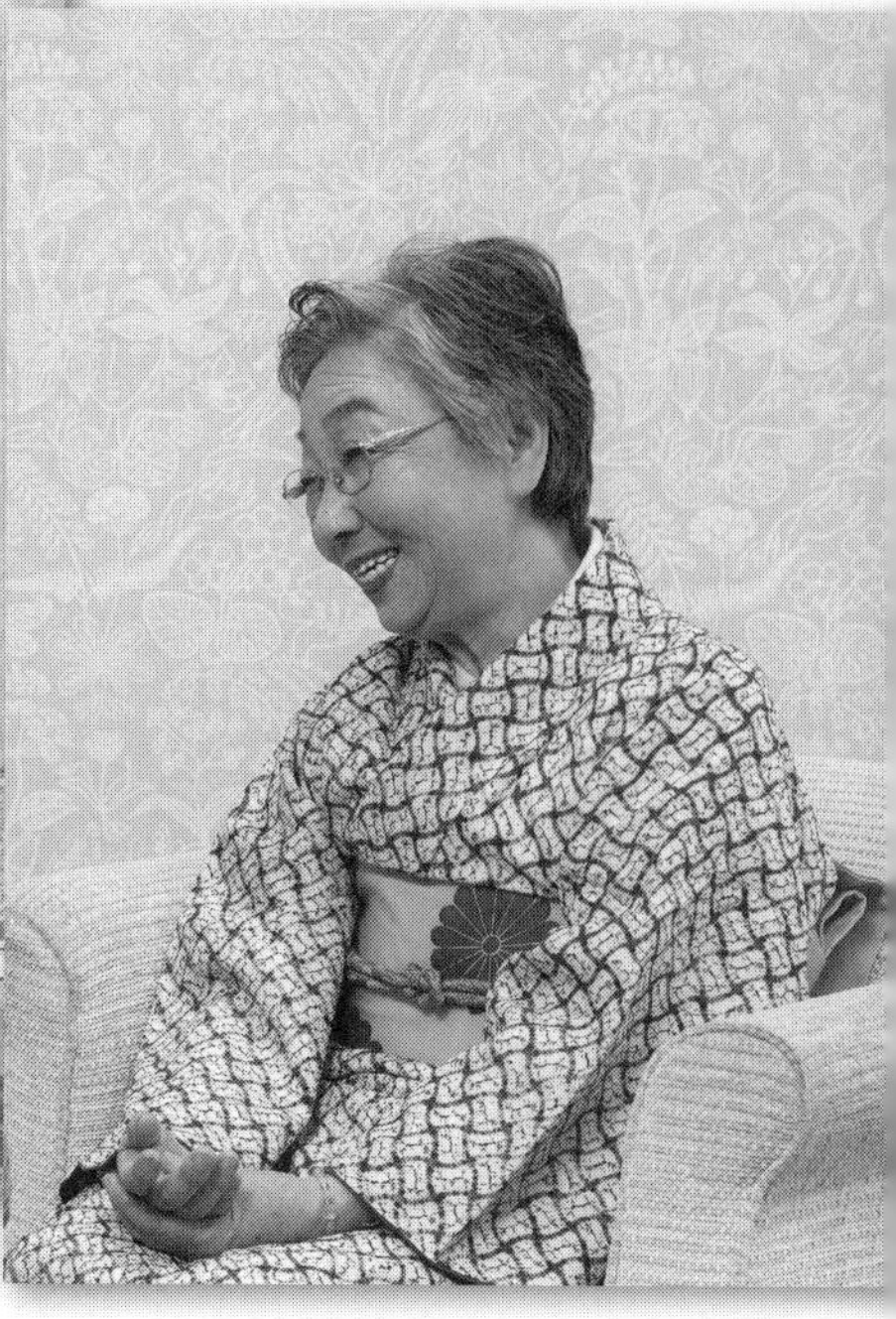

藤井　自然食の研究をされていた栗山毅一先生という方がいらして、東京大学に進学した時、地方から来た寮生が、みんな結核にかかって故郷へ帰っていくという時期があったそうなんです。栗山先生自身も結核で実家の熊本へ戻ったけれど、栄養にいいとされる食べ物を口にしても、一向によくは、ならなかった。そんな時、食事にヒントがあるのではと、ちょっと実験をしたそうです。猿三匹に生のもの、生とちょっとだけ火を加えたものを混ぜたもの、煮炊きしたものをそれぞれ食べさせた。その中で、生食していたサルがとても健康体になったことが

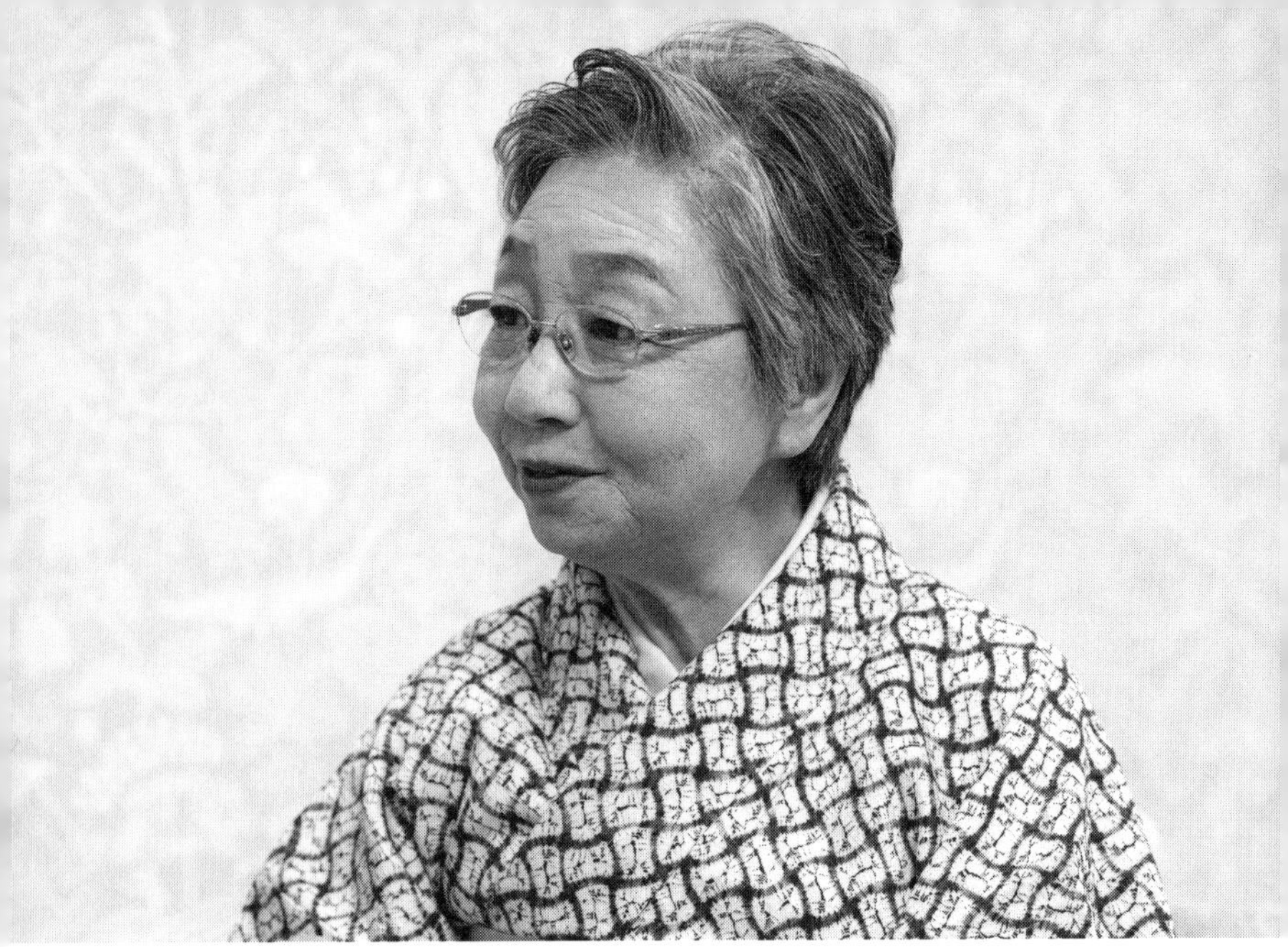

わかって、今度は先生ご自身も山に入り、サルと同じように木の実や根を食べて過ごす、いわば人体実験をして、食事法を編み出した。
　メイ先生にも同じような話があって、まだ一階にサロン、二階がご自宅という時代、仕事が終わって階段をのぼる時、それこそ息を切らせていたんです。そんな時、栗山先生の食事法を知って、実践なさった。しばらくするとご主人のハリー牛山さんが、「君は最近、階段をトントンと軽やかに上がってきますね」と言われて、メイ先生は食事の大切さに気が付いたんですね。

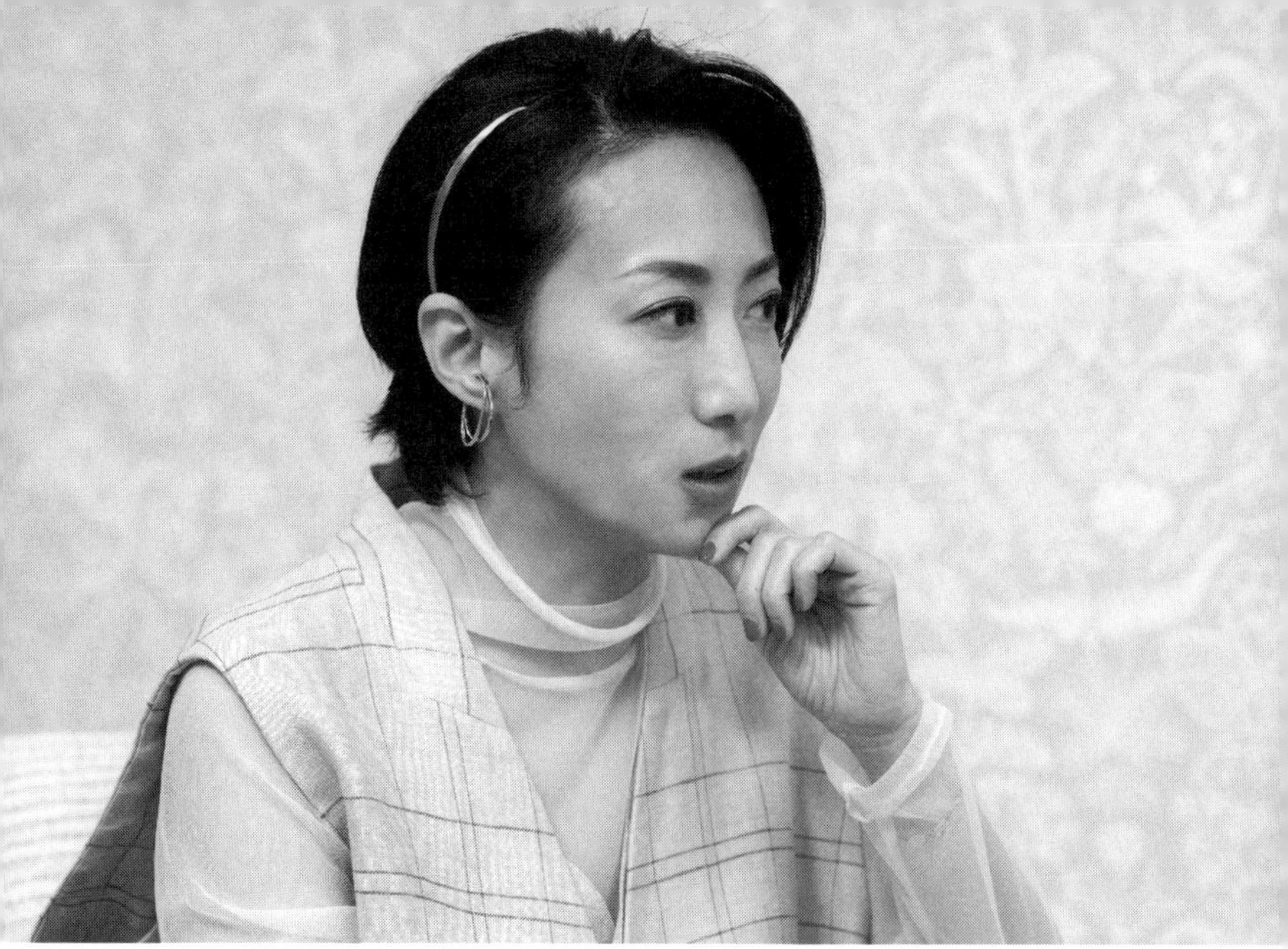

ハリーさんが病気になった時も、メイ先生がご自身で、春菊をすり鉢であたって、ガーゼで漉《こ》して青汁にして飲ませてあげていました。済陽高穂《わたようたかほ》先生というガンの専門医がいるのですが、世界の食事を調査して、独自の食事法を編み出しています。この先生がやはりニンジンや大根の葉の青汁を作っていますね。それ以前からメイ先生はすり鉢で作っていたのですから、食事に対する関心が高く、研究にとても熱心だったことがわかります。

メイ先生は体調が悪いと、まず「昨日は何を食べたか」と考えていたそうです。そのうえで自分の身体に必要なものを摂り入れていたのね。

一青　私はスロージューサーを買って、野菜を飲むようにしています。

藤井　いいことですね。でもニンジンは糖質が多いので、糖尿病の方は毎日摂取するのは注意が必要だそうです。

一青　なんでも鵜呑《うの》みにするのではなく、自分で考えないといけないですね。

生きることは食べること

藤井　日本には海外からの観光客がたくさんいらっしゃいますが、ベジタリアンの人は食事をする場所がなくて困っていると聞いたことがあります。そりゃあ値段の高いお店ならあるでしょうけれど、毎回そんなにお金をかけて食事をするわけにはいかないですよね。海外にはベジタリアン向けのお店がたくさんあるのに。

今はドイツなどでもベジタリアンは増えています。動物愛護の観点とエコの関係ですね。日本食材のお店では、しらたきがカロリーゼロの「ゼンヌードル」とされているそうですよ。

一青　しらたきとこんにゃくは同じ原材料なのですが、知らない人もいるかもしれません。いいこんにゃくを作るには手間と時間がかかる。そういうこんにゃくがどうやって作られているか、子供に社会科見学で学んでほしいです。大変だけど、そういう教育は大事だから。

藤井　体験ね。

一青　学校教育で難しいのであれば、ちょっとこだわりのある農家さんに、家族で見学をしにいくとか。

藤井　いいですね。子供がホウレンソウを採ったり、大根を抜いたり。そうすると自然に食べることへ興味が向きますね。

一青　大人より子供のほうが虫に強いから、例えばキャベツを剝いた時に虫が出てきても、驚かないし。一緒にいるパパやママのほうが驚いちゃう。

藤井　農薬をまいた畑には、虫はいないから。

一青　先ほどの体験ではないですが、自分の手で採ったものは食べたくなりますね。それにママとパパがおいしそうに食べている、その姿を見ていれば、「それ、ちょうだい」ってなる。そういう行為が日常の中にあふれていればいいなと思います。先日も「子供にあげたくない」という感じにレンコンを食べていると、「ママ、それなーに？」と聞いてくる。興味をもってくれて、それがおいしいものだと分かれば、子供はちゃんと野菜好きになるんです。

藤井　中国の方はもやしのヒゲを丁寧に取って料理しますね。こういうひと手間が料理のおいしさに出る。食感も違いますし。

一青　それ、私の子供の頃の仕事でした。ちまきとかも近所の人と一緒になって作っていました。

藤井　一緒に作るというのも大事ですね。

私の夫がお寺の典座をしていたとお話ししましたが、宗派は違うけれど、曹洞宗の開祖・道元さんに『典座教訓』という教えがあります。そこには食事を作る心構えが載っています。「喜心」（料理をする喜び）、「老心」（丁寧に作る）、「大心」（平常心で向き合う）という三つが大切ですよ、と説いています。いつも同じ心持ちで作ること。

道元さんは公家出身なので、自分ではやらなかったでしょうけれど、食が大事ということは分かっていたのね。「生きることは食べること」なんですよ。

一青　生きていくうえで食事はとても大事ですから、おいしいものを楽しく食べたいですね。

プロフィール

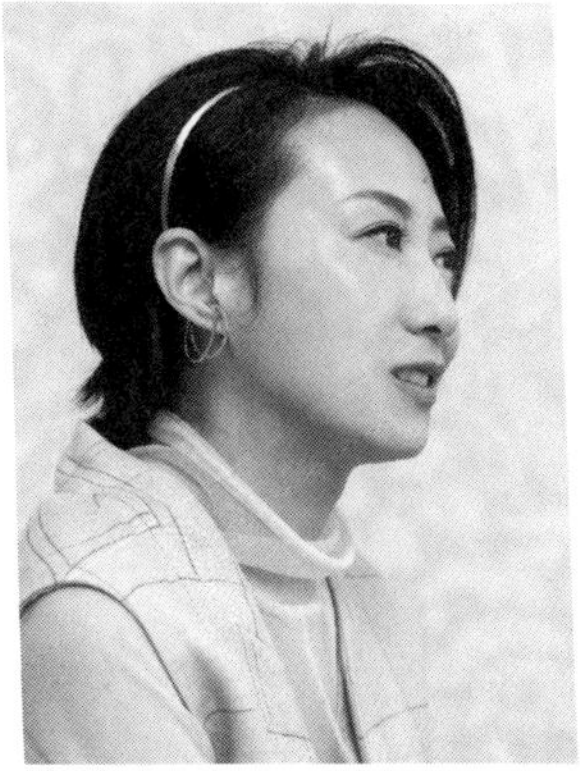

一青窈　Yo Hitoto

歌手

東京都出身。慶應義塾大学卒業。台湾人の父と日本人の母の間に生まれ、幼少期を台北で過ごす。大学在学時、アカペラサークルでストリートライブなどを行う。2002年、シングル「もらい泣き」でデビュー。翌年、同曲で日本レコード大賞最優秀新人賞、日本有線大賞最優秀新人賞などを受賞、ＮＨＫ紅白歌合戦初出場。2004年、5thシングル「ハナミズキ」が大ヒット。歌手としての活動にとどまらず、女優、詩集著書、歌詞提供など、多方面で活躍。2022年にデビュー20周年を迎え、アルバム「一青尽図（ひとつとづくしず）」をリリース。

【ハリウッドエピソード】

ハリウッドビューティサロンがとある芸能人も通うサロンと知り、サロンを訪れるように。メイ牛山が唱えたＳＢＭ美容法®に基づいて開発された健康食品や、今も色あせない昭和のヘアメイク作品集が好きで、メイ牛山のライフスタイルにあこがれている。

藤井まり　Mari Fujii

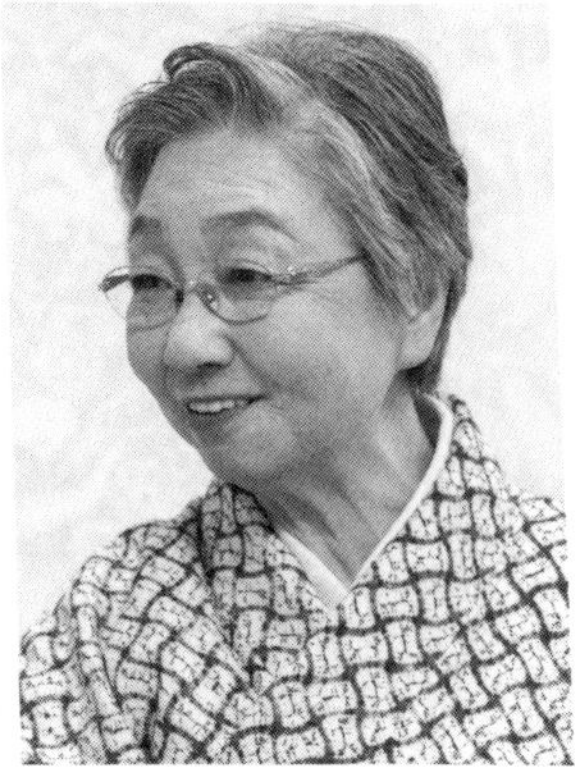

鎌倉不識庵・精進料理研究家

北海道出身。早稲田大学卒業。神奈川県鎌倉市在住。夫・藤井宗哲《そうてつ》（2006年没）は、禅寺で修行中、禅僧の為に料理を作る典座《てんぞ》を経験し、精進料理の本等を執筆した。精進料理を教え始めて40年余、現在は、自宅の精進料理教室、全国各地に招かれて料理講習会、欧米諸国や東南アジアで精進料理のワークショップなどを行っている。

講習会では、夫や知人の僧侶から教えられた料理の仏教的なとらえ方、料理の心などについてもふれている。家庭で家族の健康を守る女性たちと同じ立場で、身近な精進料理を伝えることを使命として活動している。

【ハリウッドエピソード】

素材を活かした精進料理は、メイ牛山が実践した自然食との共通点が多く、ハリウッドのＳＢＭ美容法®のBodyにまつわる学術フェローとして、ハリウッドグループ主催の勉強会での講師などを務める。

メイ牛山・思い出写真館

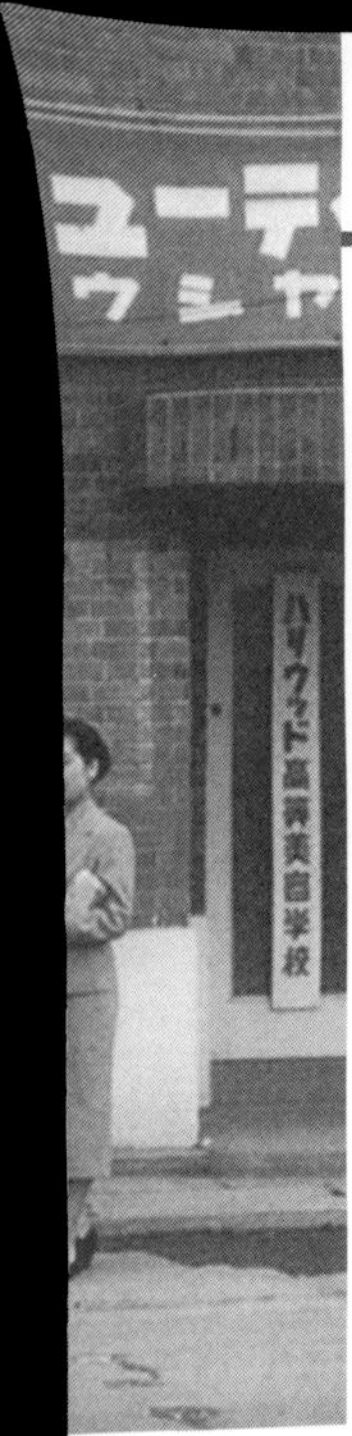

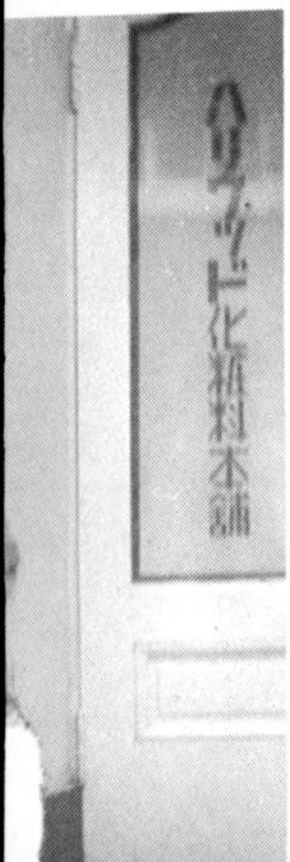

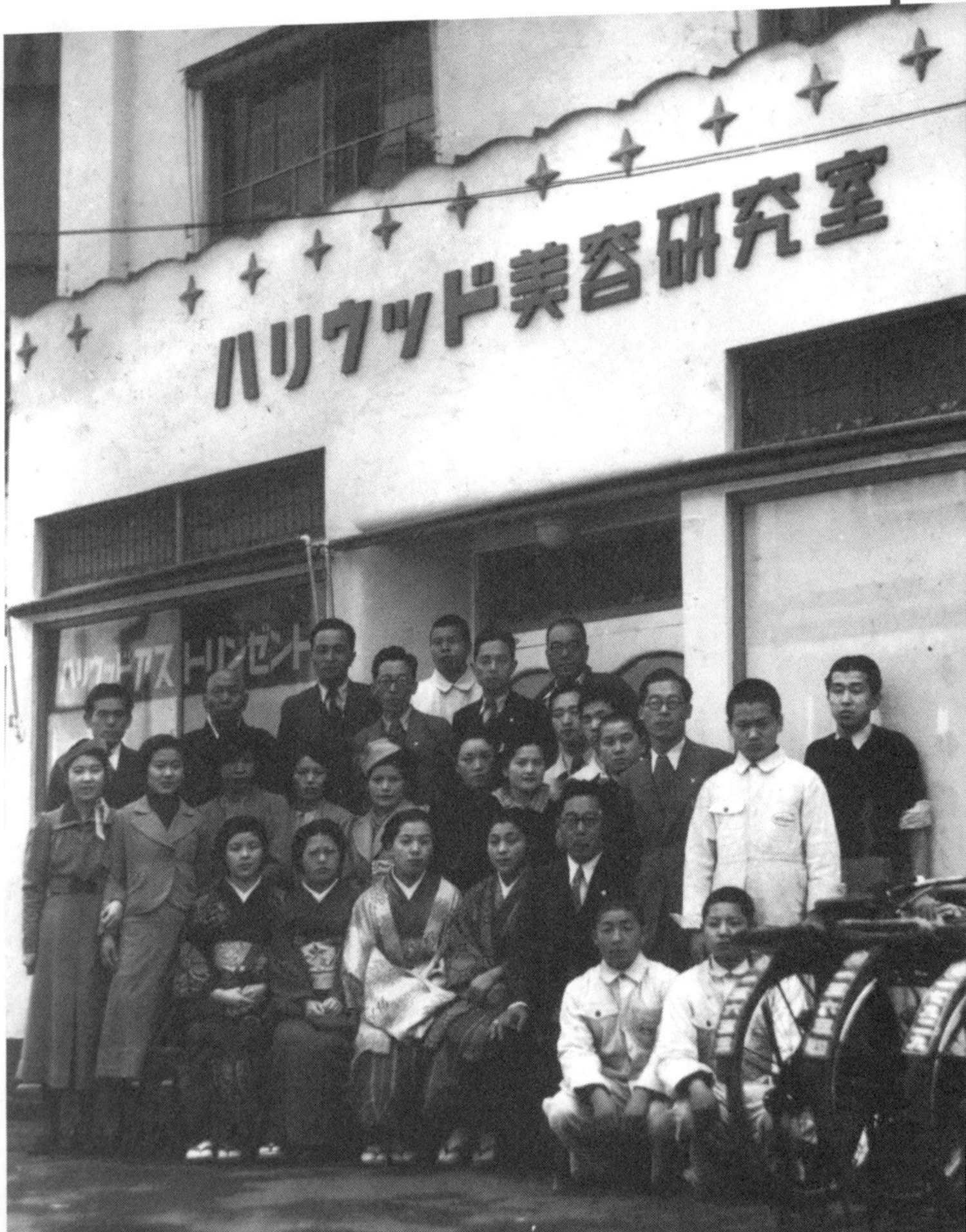

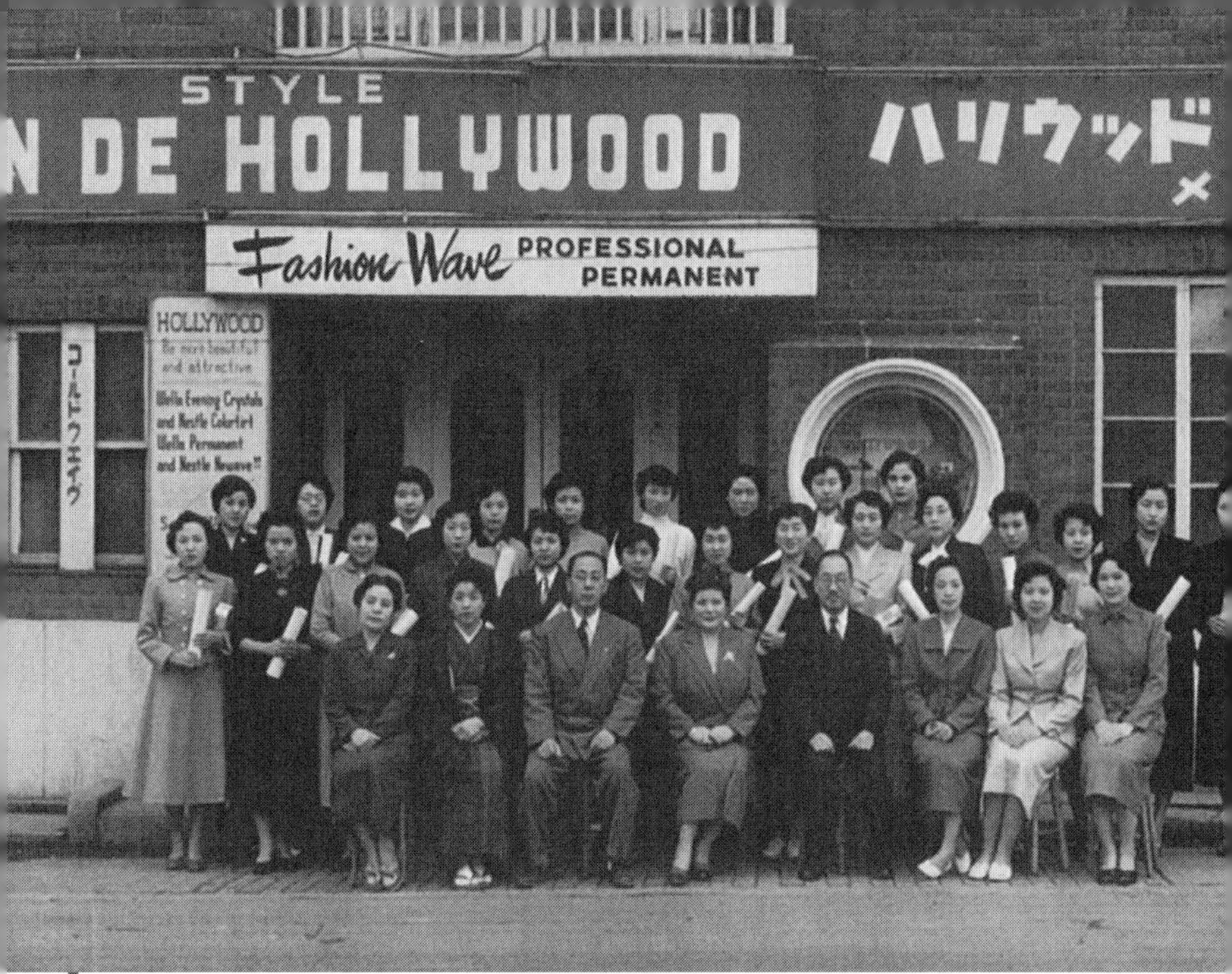

3
2
1

1／1937年頃、ハリウッド美容研究室。このころ日本初のマスカラを発売　2／帽子を被った洋装でひときわ華やかなメイ牛山。女性スタッフが多いのも珍しい　3／1950年、麻布霞町のサロン、高等美容学校の前で記念写真。着席前列左から３番目より牛山清人・メイ牛山夫妻

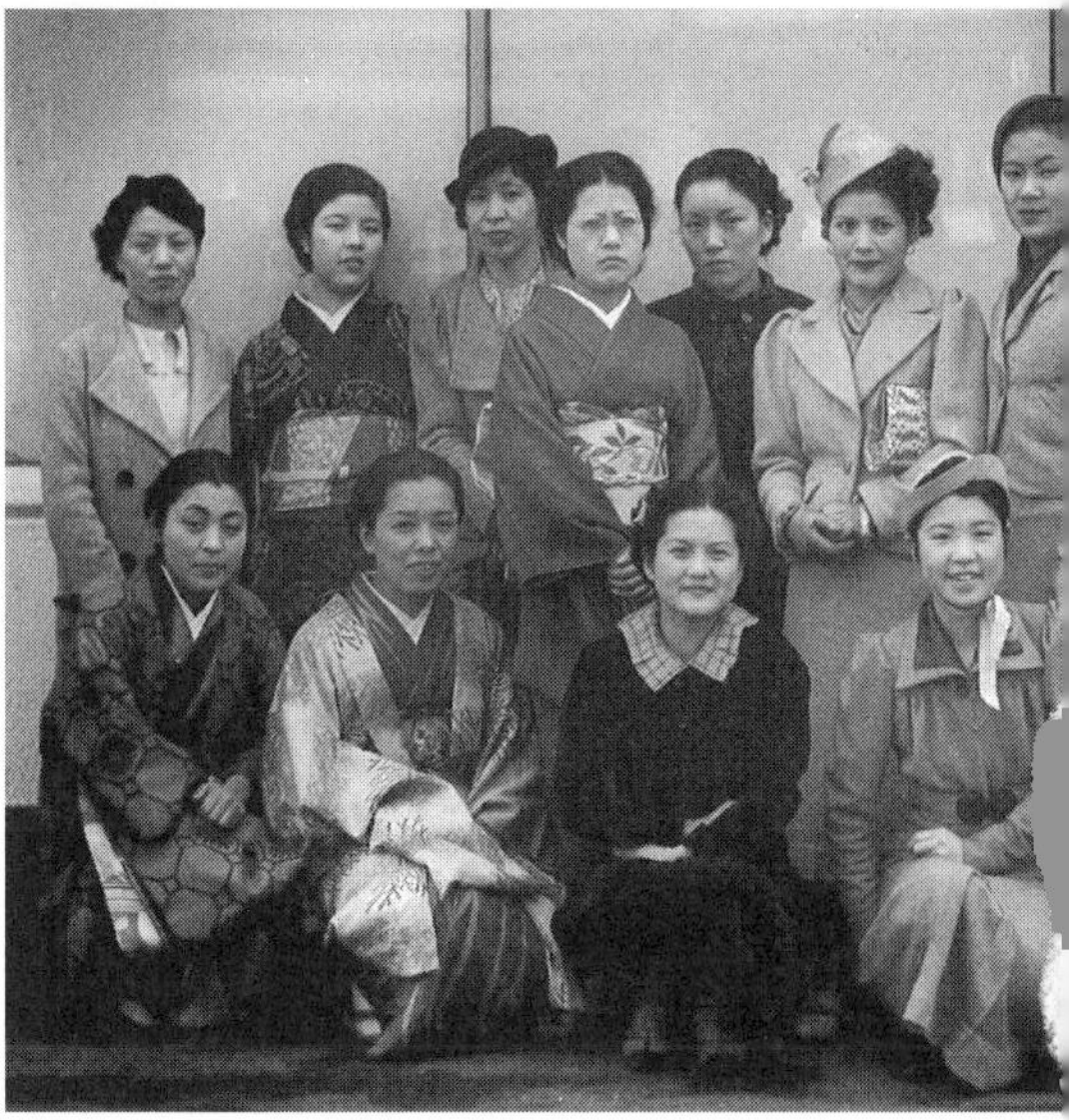

結びにかえて

メイ牛山が作る食事は、全然美味しくなかった

孫の私たちが中高生の時代は、日本にマクドナルドやケンタッキーフライドチキンがちょうど登場し、ハンバーガーやピザといったファストフードが流行だった。とくに「ハンバーグステーキ」は週末の豪華な食事の代名詞的存在で、『ドラえもん』のスネ夫君の家の定番豪華メニューも「ステーキ」だった。自宅が六本木にあったこともあり、友人からは、さぞかしスネ夫君のような食事が毎日でているかと思われていた。

実際、記憶にある祖母が作る食事に「ステーキ」は無かった。傷だらけのレモンを大

量に搾ったジュースや、年寄りの手で無造作に引きちぎった春菊の和え物、モロヘイヤのネバネバの蕎麦といったもの。「卵は白身のほうが健康にいい」と、せっかく綺麗に割っても黄身を捨て、白身と胡桃を混ぜ、ジュースにしてしまう。今で言うなら『ハリー・ポッター』に登場しそうな魔法のドリンクに近いと思う。

他にも、黒っぽい石や炭が入った水に、ルイボスティー、青汁、豆乳など。それが鉄分やミネラルを出す貴重な石だったと意識できたのは、後年大人になってからだった。そして「お肉が食べたい」という孫たちの要望に応えて出されたハンバーグは、豆腐のミンチのハンバーグで、大葉とレモンの搾り汁がかけられていた。これは意外と当時でも美味しかった思い出がある。

会社と美容室の屋上にあった家庭菜園では、メイ牛山の母、私たちの曽祖母が自家製の発酵味噌をつくったり、野菜を育てるためにその味噌瓶の横に大切にとってある「米の研ぎ汁の腐ったもの」をサザエの殻がささった野菜鉢にあげていて庭中が臭かった。

大晦日には巨大な鍋で味噌汁や雑煮を作り、働いている社員たちにメイ牛山自らが労いの言葉を添えて振舞う姿は「あれこそ闇鍋だ」と思っていた。

しかし、祖母・メイ牛山が作る食事を大人になって改めて振り返ると、その思い出は感謝に彩られている。オーガニック食材や、鉄分を含んだおいしい水、発酵食品、地産地消……等と、どこでも聞くようになった昨今だが、いま思うと「よくあれだけの自然食品を手に入れた」と思う。そのこだわりや先見の明に驚かされる。牛山家ではあまりにも普通で、当時はそのありがた味に気づかなかった。都会に育ちながら、いたって健康で美肌でいられるのも食事の仕方が良かったからだと思う。本当に美味しい食事を頂いていた事が、いまの私たちの健康や若さの秘訣だと言える。

今回、食事の大切さをベースにした肌と心の健やかさ、笑顔と食事と環境についての話を『令和版　長寿の食卓』として再編する機会をいただいた。少しでも毎日の美しく健康な生活のヒントになればうれしい限りである。

私たち、ハリウッドビューティグループは、二〇二五年に創業百年を迎える。次の百年も日本全国、そして世界のために健康と美を発信していきたい。

最後に、本書の再編にあたっては多くの方からご協力、ご助言、思い出話をいただいた。この場を借りて心より感謝申し上げたい。

孫一同

装幀　佐々木博則
装画　川崎由紀
本文デザイン　印牧真和
写真　著者提供

〈著者略歴〉
ハリウッドビューティグループ
1925年創業。美容家のメイ牛山夫婦二人三脚での化粧品・健康食品の研究製造販売から、美容室経営、美容専門学校、大学院大学を六本木ヒルズで展開。60年代から「本物の美しさには、食事が大切」と化粧品には頼らない女性の生き方を提唱。メーカーとして健康食品の開発もいち早く手がけ、メイ牛山は自らが実践してＳＢＭ美容法®(Skin Body Mindの健やかさ）として生野菜や、植物性たんぱく質、発酵食品、水の良さや毎日の運動を全国に広めた。2025年、創業100年を迎える。

令和版 長寿の食卓

2024年１月25日　第１版第１刷発行

著　者　　ハリウッドビューティグループ

発　行　　株式会社ＰＨＰエディターズ・グループ
〒135-0061　東京都江東区豊洲5-6-52
☎03-6204-2931
https://www.peg.co.jp/

印　刷
製　本　　シナノ印刷株式会社

© Hollywood Beauty Group 2024 Printed in Japan
ISBN978-4-910739-35-9
※本書の無断複製（コピー・スキャン・デジタル化等）は著作権法で認められた場合を除き、禁じられています。また、本書を代行業者等に依頼してスキャンやデジタル化することは、いかなる場合でも認められておりません。
※落丁・乱丁本の場合は、お取り替えいたします。